専門医が教える

動悸・息切れ・胸の痛みが気になったら最初に読む本

循環器専門医
心臓血管研究所・所長
山下武志

JN103580

あさ出版

こんな症状を感じたことは、ありませんか？

- 突然、胸が「どきん！」とする
- 急に脈が速くなるが、パッと止まる
- 胸がザワザワして脈がとりにくい
- お酒を飲んだ翌日に動悸がする
- 動悸とともに気が遠くなる

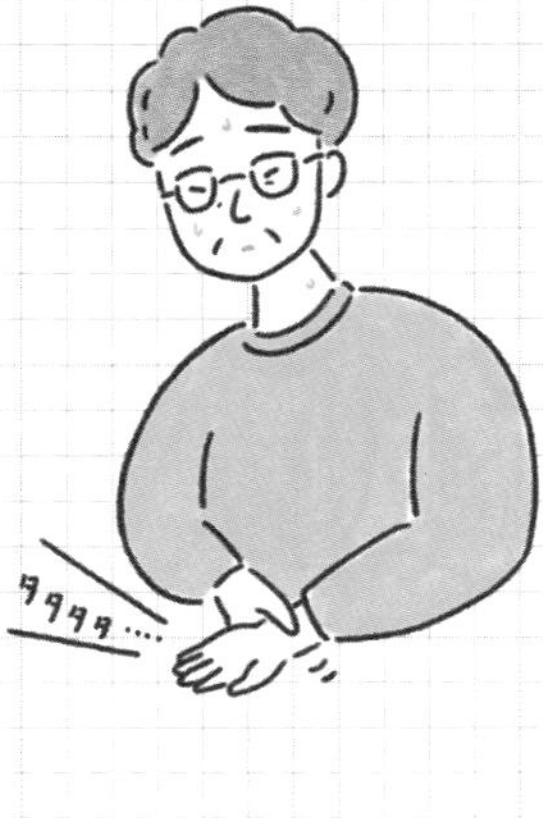

☑ ドキドキと息切れが一緒に起こる

☑ 脚がむくむ

☑ 理由もなく体重が減ってきた

こうした**動悸**や**動悸に伴う症状**には、

治療が必要な**病気**が隠れていることがあります。

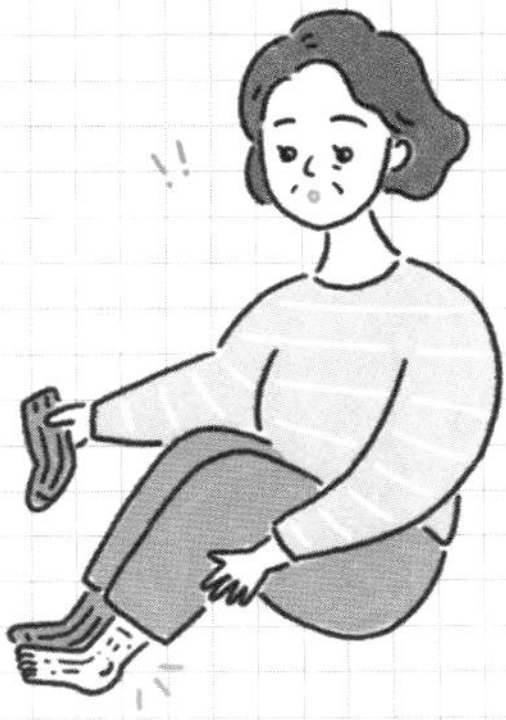

これが、病気が隠れている

「あぶない動悸」の共通点です。

突然始まり
速く脈打つ

一瞬で
終わらず、
分・日の
単位で続く

冷や汗が
出る

失神や
めまいを
伴う

「あぶない動悸」には
どんな危険が
ひそんでいるのでしょうか――

運動すると
出現する

負荷がかかる
と悪くなる

むくみを
伴う

胸が
痛くなる

息切れや
だるさを
伴う

それはこんなことです。

心不全

失神

高血圧

糖尿病

脳梗塞

甲状腺機能亢進症

高コレステロール

狭心症

認知症

睡眠時無呼吸症候群

心筋梗塞

突然死

このような重い病気や後遺症を招き、

最悪、命にかかわるもの。

それが、「あぶない動悸」です。

「あぶない動悸」の正体――、
それは、心臓の拍動が乱れる
「不整脈」です。

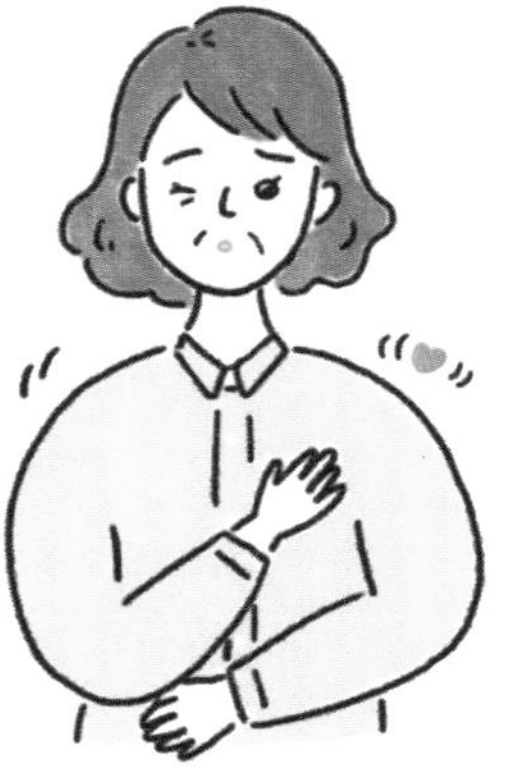

不整脈とは？

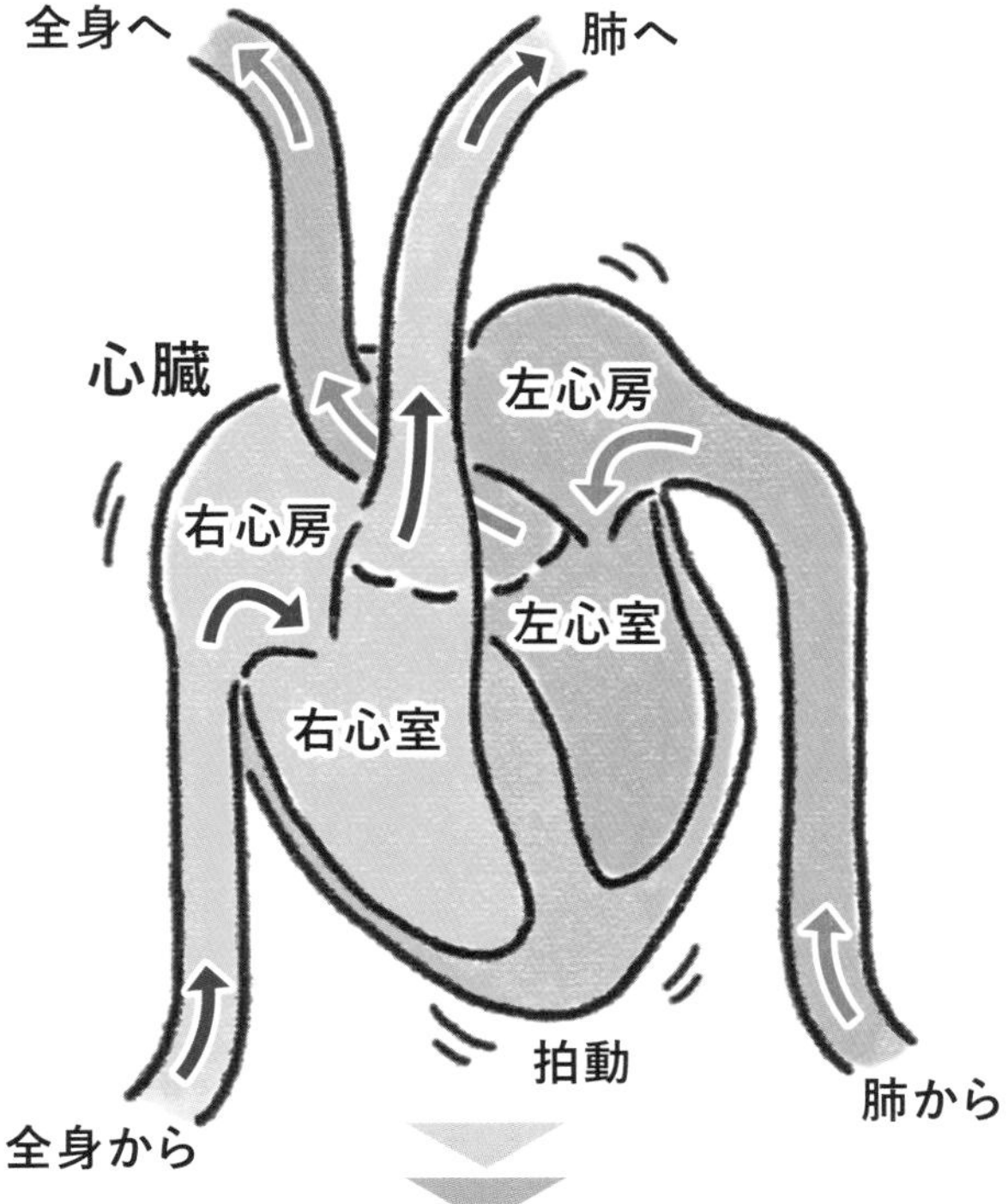

拍動が不規則になると
血液がうまく送れず
さまざまな症状が起こる

「不整脈」による動悸の多くは、

「いつもとちょっとだけ違う」ものです。

だから、多くの人が、放置してしまいます。

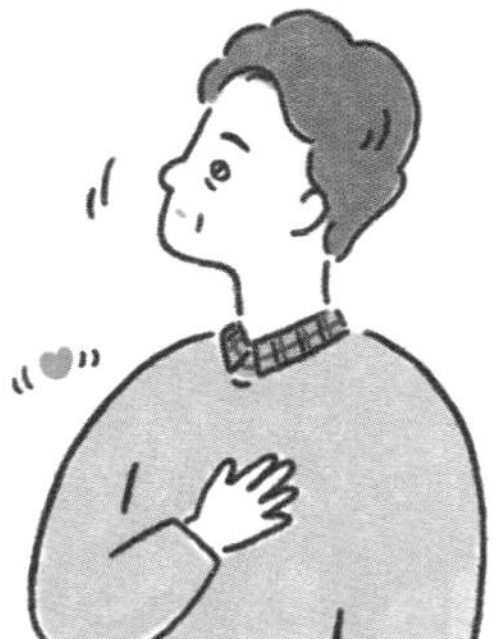

「あぶない動悸」が放置されがちなワケ

- その動悸があぶないかどうか
自分で**判断できない**

- **症状が治まると
なんともない**

- **歳のせい**だと思っていた

- **更年期障害**の症状だと
思っていた

- **自覚症状が乏しい**

- 誰に相談したらいいのか
わからない

- 仕事が忙しく、
病院に行く**時間がない**

公益財団法人心臓血管研究所付属病院の
患者さんへのヒアリング結果より

本書は、
多くの不整脈患者さんを診察してきた専門医が

治療が必要な不整脈や
心臓の病気を
発見するための方法、

治療のしかたを紹介します。

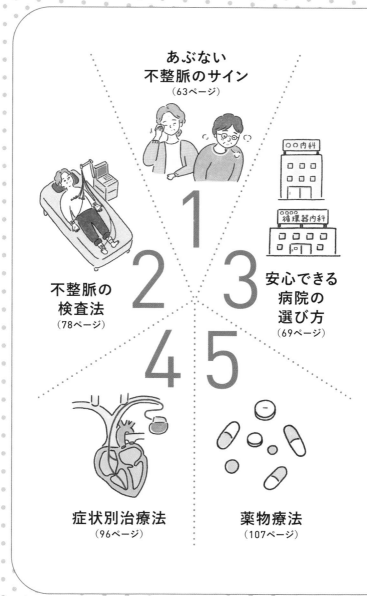

1 あぶない不整脈のサイン

（63ページ）

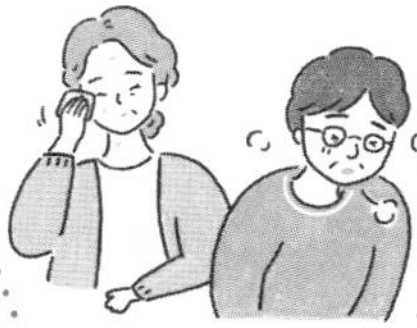

2 不整脈の検査法

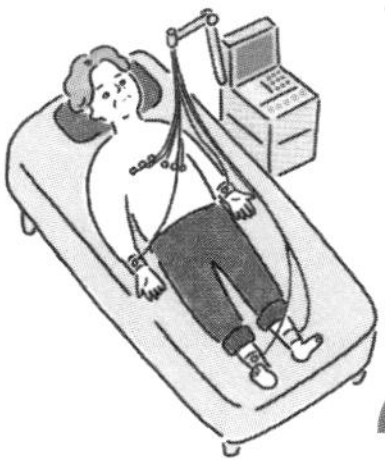

（78ページ）

3 安心できる病院の選び方

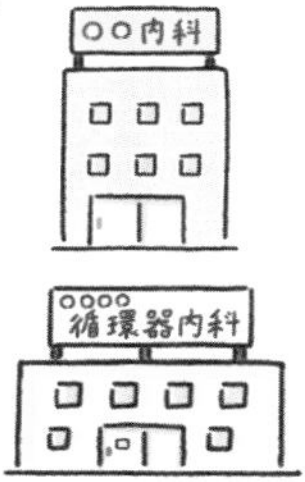

（69ページ）

4 症状別治療法

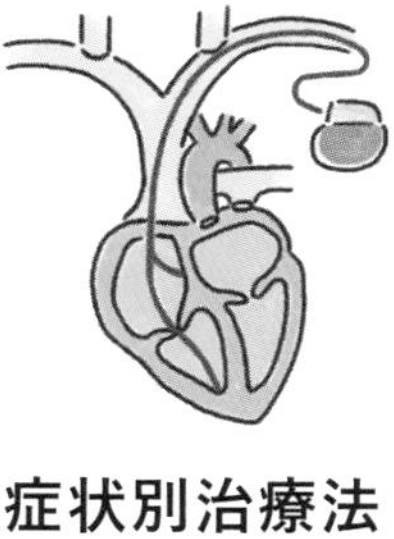

（96ページ）

5 薬物療法

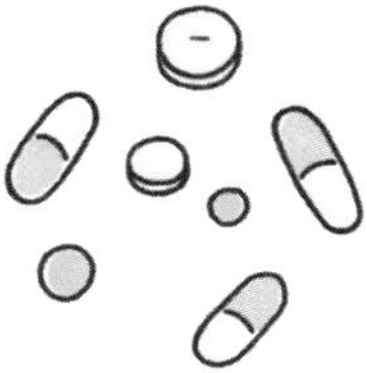

（107ページ）

また、不整脈の予防にもつながる
心臓や血管にやさしい、
健康な生活を送るための
ポイントを解説します。

1

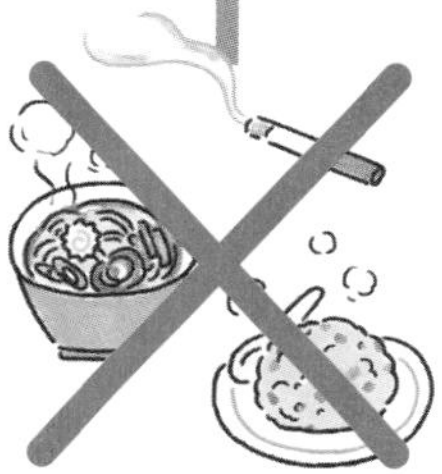

不整脈を予防する
生活習慣

（122ページ）

2

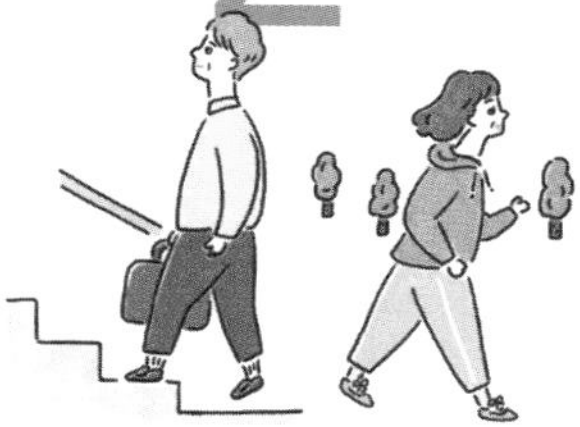

効果のある
運動の工夫

（146ページ）

3

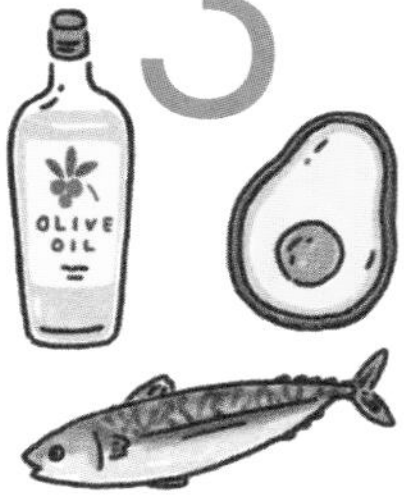

心臓・血管に
やさしい
食事・食材の工夫

（154ページ）

4

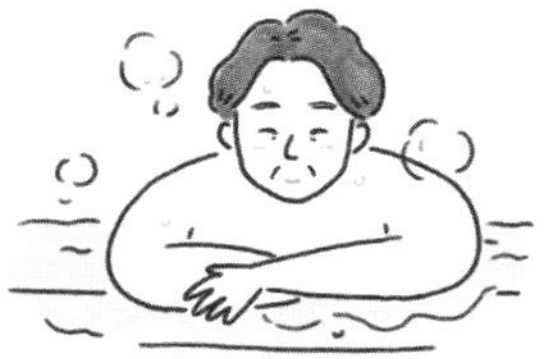

心臓に
負担をかけず、
血管を鍛える入浴法

（175ページ）

専門医は、同じような症状で
悩む患者さんをたくさん診ています。
あなたの感じた、
いつもと違う動悸が、
治療すべきものかどうか、
一緒に探っていきましょう！

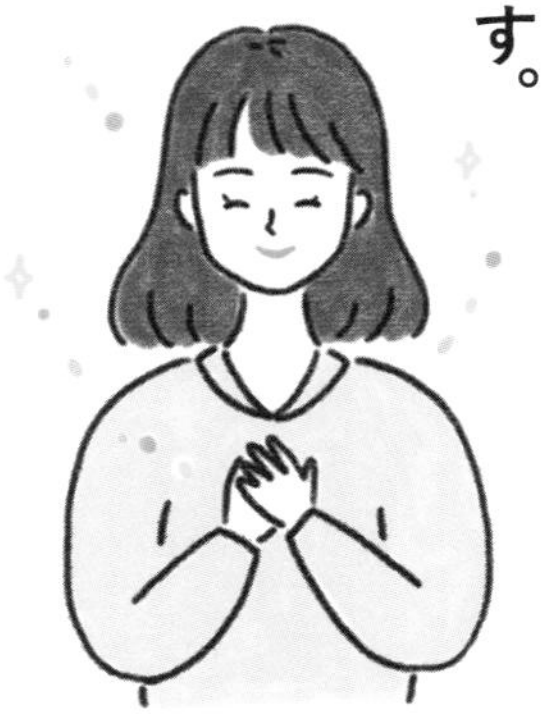

はじめに

「心臓がドキドキする」や「動悸」という言葉から、あなたはどんなイメージを思い浮かべますか？

若い方の多くは、緊張したときや、運動したとき、あるいはちょっとした軽い病気などをイメージするかもしれません。

逆に、年齢が上がるにつれ、突然死するのではないかとか、心筋梗塞や心臓病などのより重い病気の前ぶれなのではとか、もう少し重症なイメージを持つ人が増えてくるように思います。

おそらく後者の「重い病気」のイメージが強いことが、本書を手に取られた理由ではないでしょうか。

私は、これまで30年以上、心臓病を扱う循環器医療の現場に携わってきました。数ある心臓病のなかでも、このような「ドキドキ」や「動悸」の原因とされている**「不整脈」**を専門としてきたので、特にこのような症状が気になって受診される多くの患者さんたちとお会いしてきました。他人の目から見れば、いわば「動悸」の専門家に見えているかもしれません。

しかし、これだけ長い間、不整脈を専門としてきてもなお「ドキドキ」や「動悸」は、とらえようのない「雲」のようなものに感じているというのが実際です。

そもそも、この症状がいったい何を表しているのか、わかったようでいまだにわからないからです。私自身が不整脈による動悸の症状を経験しているのですが、それでもうまく人に伝えるのは簡単ではありません。

しいて表現するなら、**通常は感じない心臓の鼓動を感じる**、まさに「動悸」という言葉になってしまうのですが、それが適切かというと決してそんなことはないだろうなと思っています。

本当のところ、「ドキドキ」や「動悸」とは、それを感じている本人にしかわからないものなのでしょう。

そうしたなか、「心臓がドキドキする」「動悸がする」「不整脈といわれた」、このようなきっかけで受診される方が多数おられます。

「症状を伝えれば、診断がされるだろう」そして「治してくれるだろう」、患者さんのそんなご期待を感じながらお会いし、お話しすると、そう単純なものではなかったと実感される方が多いようです。

医師としては大変残念で、ふがいなくもあるのですが、こればかりはいくら努力しても限界を感じているのが実情です。

「不整脈」は、文字どおり「整っていない」、つまり、「規則的ではない脈」のことを意味します。

人は、生きるため、すべての内臓や筋肉に酸素と栄養をまかない続けなければなりません。

そのために、その酸素や栄養の運搬を血液に、その通り道を血管に、そしてポンプとして運ぶ動力を心臓に任せています。

そして、本当に神秘的なことなのですが、心臓は「川のようにだらだら」とではなく、「規則的に拍動する流れ」をつくって、その役割を果たしています。科学的には、この方法のほうが効率的で、省エネだからです。

しかし、心臓は機械ではないので、生まれてから死ぬまで絶えず規則的に拍動し続けることはできません。これはしゃっくりを一生経験しないで生きることができないのと似ています。

人生のなかで必ず心臓の拍動の規則性が乱れてしまうことがあるのです。この乱れを総称した言葉が「不整脈」なのですが、いわば、〝ｗｉｔｈ不整脈〟として、人は生きる運命にあるともいえます。

紀元前5世紀頃から知られている、歴史上、人間が長くなじみ親しんだ症状、それが不整脈なのです。

人によって感じ方がさまざまな「ドキドキ」「動悸」の多くは、この不整脈によることが多いのですが、この不整脈、実にさまざまなタイプがあります。

もうおわかりのように、**すべてのタイプの不整脈が治さなければならない病気ではありません。しゃっくりに近くてほうっておいてよいものから、ほうっておくと命に差しさわりのあるものまで、いろいろなものがあります**。

そう、「ドキドキ」や「動悸」は、それが意味するものがさまざまなだけでなく、その原因も、心配のないものから心配しなければならないものまで多様なのです。

「実に雲をつかむようなもの」と書いた意味が少しおわかりいただけたのではないでしょうか。

本書は、この雲をつかむような「ドキドキ」や「動悸」を不安に感じている方々に読んでいただきたい本です。

ご自分の症状が、治療しなければならないものであれば、すぐに対応する必要があります。

かといって、症状があっても、それがひどくない限りは、なかなかすぐに病院を受診する気にならないかもしれません。

では、どのようなときに病院を受診したほうがよいのか、どのような病院を受診したらよいのか、受診する際の注意点はなにか、治療法にはどのようなものがあるのか、などをまとめました。ぜひ、参考にしていただきたいと思います。

実際には、すぐに治療する必要があるということはそれほど多くないかもしれません。ただ、そんなときでも、この「ドキドキ」や「動悸」は、日常生活を見直し、健康的な生活を心がけるきっかけになってくれるはずです。

心臓は、私たちに語りかけている——これが長年不整脈を専門として医療に携わってきた医師の実感であり、本心です。

あなたの心臓は、あなたに何を語りかけているでしょうか。本書を通じて、ぜひ耳を傾けてほしいと願っています。

循環器専門医
心臓血管研究所・所長
山下武志

contents

第1章 その動悸は病気のサインかもしれない

第2章 「あぶない不整脈」はこうして見つける

第3章 専門医が教える「あぶない不整脈」の正しい治療法

第4章 自分でできる！心臓・血管にやさしい健康法

contents

DTP・本文デザイン：野口佳大
編集協力：金原聖子

第1章

その動悸は病気のサインかもしれない

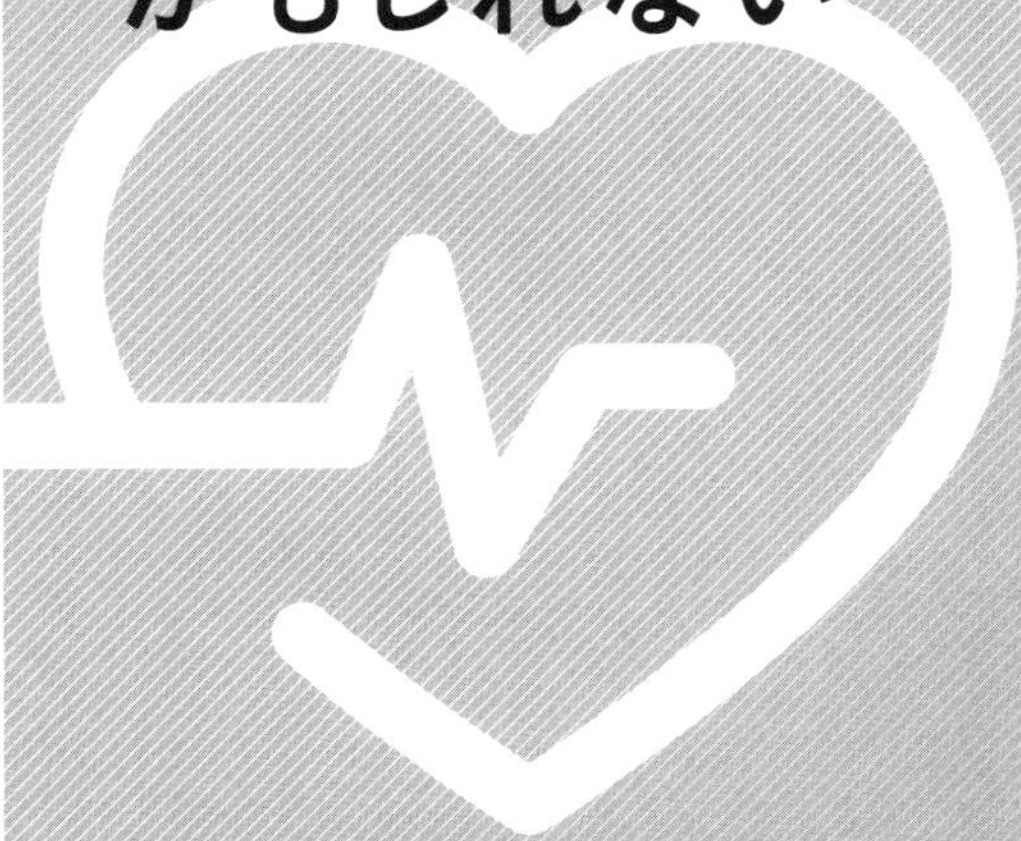

健康な「ドキドキ」と病気の「ドキドキ」がある

脈拍数で健康管理をした長寿の武将

幼少の頃、疱瘡《ほうそう》（天然痘《てんねんとう》）を患い片目を失った伊達政宗は、人一倍健康に気を遣い、70歳の生涯を終えた、戦国時代としては長寿の武将として知られています。

その理由の一つとして考えられているのが、政宗の徹底した「健康志向」。身体を清潔に保ち、水分を十分にとり、睡眠を大切にする生活に加え、**「わが身の養生は常々油断なく、自ら脈をとる」**と言って、自分の脈を毎日測っていたそうです。

そして脈拍数がいつもと違うと、医師を呼んで診察を受けていたとか。

心臓は全身の状態を、血液（血流）を通して感じています。

身体の隅々までいきわたった血液が心臓に戻ってきたとき、「どうやらあの臓器の調子が悪いらしい」という情報を受け取ると、脈拍と血圧を変動させて、急いでその臓器に酸素や栄養を送り届けます。政宗の脈拍数や血圧に注目した健康管理法は、実に理にかなったことだったわけです。

さて、この本を手に取られたということは、あなた、あるいは大切な人が気になる「ドキドキ」する症状を感じているからでしょう。

胸や首で「通常は自覚しない心臓の鼓動（ドキドキ）を感じる」ものを「動悸」といいますが、この現象はまったく健康な人にも起こります。

例えば、運動した後には心臓がドキドキしますね。

これは、走ることで酸素を消費した筋肉のために、心臓が急いで血液を送り届けようとしているからです。

あるいは、人前で話すときなどもちょっとドキドキするでしょう。

これは、緊張したときに出るアドレナリンの働きで、心拍数を増やす交感神経が活発になって起こる現象です。

では、「病気としての動悸」にはどういうものがあるのか。それを知っていただくために、私の診療経験からいくつかの例をご紹介していきます。

「動悸が数カ月続いて、靴下の跡が残るくらい足がむくむ」（50代男性）

心不全に直結する動悸がある

この方は、数カ月前から「ちょっと動くと動悸がするなぁ」と感じていたものの歳のせいだと思い、普段どおりに生活をしていました。

ところが、だんだん息が切れるようになってきたことに気づきます。その1~2週間後、靴下を脱いだときに足にゴムの跡がくっきりとついていたため、これは変だということで私の外来を受診されました。

診察の結果、この方には心房細動《しんぼうさいどう》という不整脈が起きていることがわかりました。症状は軽かったものの、心臓から十分な血液が送り出せない状態がゆるゆると続いているうちに心不全となり、息切れや足のむくみが出現したという例でした。

この男性は、動悸の程度が軽かったこと、そのほかの症状も日常生活に支障をきたすほどではなかったため、動悸を感じてから受診までに少し時間がかかってしまいました。

注意しなければいけないのは、**心房細動から心不全への進行は、想像以上にあっという間に起こる**ということです。

始めの症状はすごく軽いのです。ちょっと動悸、少しドキドキするなと思っているうちに4〜5日で急に息苦しさが出て、最初におかしいな？　と思ったときからわずか2週間ほどで心不全になってしまう方もいます。

むくみが出たときにはかなり悪くなっているはずですから、繰り返すドキドキに加えて、むくみが出たらすぐに病院を受診する必要があります。

「頻繁に動悸が起こり、目が見えにくくなってきた」（50代女性）

甲状腺の病気が動悸を発症させることも

この女性は、**週に2~3回程度の動悸と下痢を繰り返していました。そのうちダイエットなどしていないのに痩せてきて、目がかすんでよく見えなくなり、さらには動悸も治まらない**……ということで当院を受診されました。結果、この方の動悸の正体は心房細動で、その原因は**甲状腺《こうじょうせん》機能《きのう》亢進症《こうしんしょう》**でした。

甲状腺機能亢進症は喉のあたりにある甲状腺という臓器の異常で、体重減少、下痢、眼球突出による複視（物が二重に見えること）などの症状があり、心房細動を伴いやすいことが知られている疾患です。

この女性は、甲状腺機能亢進症という病気がもとにあって、心房細動を発症した例です。

甲状腺機能亢進症自体にも動悸・息切れといった症状があり、さらにその疾患にかかりやすい好発年齢は更年期なので、ご本人が異常に気づくのも難しかったと思います。まさか自分の症状が甲状腺やさらには心臓の病気につながっているとは思いもしなかったでしょう。

このように、動悸の症状の裏には心臓とはまったく関係のない部位の、思わぬ病気が隠れていることもあります。

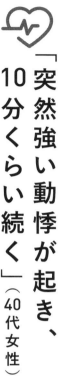

「突然強い動悸が起き、10分くらい続く」（40代女性）

治療でほぼ根治できる動悸

同じ動悸でもまったく違う起こり方をすることがあります。これからご紹介するのは、症状が強いためほとんどの方が病院をすぐ受診するケースです。

突然トン・トン・トン・トンから、タタタタタタ…という脈拍150拍/分くらいの動悸を感じ、横になると10～20分ほどでトーンと止まる。このような症状を訴えてこられたこの女性は、**上室頻拍**《じょうしつひんぱく》という不整脈でした。

何度も繰り返すことがあるうえに、いつ起こるかわからないので不安になり、電車や飛行機に乗るのが怖い、会議にも出られないというように日常生活に支障をきたしてうつ気味になる方もいます。

　比較的若い方によく起こる不整脈で、何度も発作を経験しているうちに慣れて「じっとしていればそのうち治まるから」と、1カ月に2～3回の発作と付き合いながら生活している人もいます。

　症状はうっとうしく、激しい運動はできませんが、直接命にはかかわらない不整脈で、カテーテルアブレーション（97ページ）という治療で95％以上の方は根治します。

「数週間前から、時々脈が抜ける感じがする」（60代男性）

治療の必要がない動悸は多い

2〜3週間前から時々脈が「抜ける」感じがする、動悸というよりもしゃっくりみたいな感じだということで受診された方です。

これは典型的な**期《き》外《がい》収《しゅう》縮《しゅく》**の症状で、健康な人にもよく起こります。「心臓が転がり出るかと思った」という表現をする人もいて、症状の感じ方は多彩です。

この方は検査の結果、ほかに心臓の病気もなかったので、説明のうえ「心配いりませんよ」と言って無治療でお帰りいただきました。同じ動悸でも、治療しなくていいものは結構あります。

「40代で突然死した家族がおり、自分も動悸がする」（40代男性）

突然死を招く遺伝性の動悸

次は少し珍しい例ですが、お父さんが今の自分と同じ年齢の頃に、突然死されたという方です。お父さんが亡くなったあとお母さんが一人で自分を育ててくれたことや、自分も結婚したことで、父親のことがどうしても頭をよぎるようになった……そのような状況で、最近夜になると動悸がする、と病院に来られました。

この方は、遺伝性で致死的な不整脈が発生するブルガダ症候群という病気でした。昔「ポックリ病」といわれた、働き盛りで突然死することがある病気です。さまざまな検査のうえ、最終的に植込み型除細動器（ＩＣＤ）（１０３ページ）という器械を胸の皮下に装着し、今も発作を管理しています。

「お酒を飲んだ翌朝、目覚めると動悸を感じることがある」（40代男性）

飲酒後に起こりやすいドキドキとは

基礎疾患のない健康な方です。2～3カ月前から**お酒を飲んだ翌朝に、動悸を感じるようになった**とのこと。動悸は1～2時間で治まり仕事に支障もないのでほうっておいたところ、今度は平日の朝ドキドキして**少し胸が詰まる**感じがしたそうです。でも仕事に行かなければと無理やり行ったものの気分が悪くなり受診されました。

この方は**発作性心房細動**《ほっさせいしんぼうさいどう》だったのですが、これは飲酒後に起こりやすいことが知られており、外国では〝Holiday arrhythmia〟（休日不整脈）ともいわれます。休日の前にはアルコールを飲むことが多いのに由来した言葉のようです。結局、この方は、カテーテルアブレーションを行って、その後は再発なく経過しています。

「突然しゃべれなくなり病院に運ばれたが、間もなく自然に回復した」（70代男性）

心臓にできた血の塊が脳梗塞を起こす

同じ心房細動でも、まったく経過が異なる人もいます。この方は、過去に心房細動の診断を受けていたのですが、最近は症状が起きていませんでした。

しかしある日の食事中、手に持っていた箸を落とし、**あれっ？と思ったその瞬間、しゃべれなくなってきた**ため救急車を呼んだものの、病院に着いたときは自然に回復していました。

これは**一過性脳虚血発作**《いっかせいのうきょけつほっさ》という心房細動が原因で起こった、**軽い脳梗塞**の症状です。心房細動になると、心房の中に血の塊ができて、脳に飛んでいくことがあります。

野球界では長嶋茂雄さん、元サッカー日本代表監督のイビチャ・オシムさんや、少し前には声優の大山のぶ代さんもこの心房細動が原因の脳梗塞になりました。

この患者さんの場合は自然に回復したのでよかったのですが、実は心房細動と診断された時点で脳梗塞の予防薬が出されていたのに、きちんと服用していなかったことを告白してくれました。今回の事態を経験して、再びきちんとお薬を飲み始めたそうです。

「運動するとたびたび動悸を感じ、めまいを覚えることがある」（30代男性）

若くてもドキドキは起こる

若い方でも不整脈は起こります。この方は、これまで休日などにテニスを楽しんでいたのですが、今回は、プレー中にいつもと違う動悸があり、めまいのような、気が遠くなるような症状もあったということでした。休むとよくなるので少し休んでからまた始めるのですが、するとまた同じような症状が出るということで受診されました。

これは非持続性心室頻拍《ひじぞくせいしんしつひんぱく》という不整脈で、心臓の拍動が速くなりすぎて、血液が脳に十分届かなくなると失神することがあります。その後カテーテルアブレーション治療を行って不整脈は起こらなくなり、現在は元気にされています。

「歩いているだけで、動悸と胸が押されるような痛みを感じた」（60代男性）

心臓発作を招く恐い病気とは

この方は、自宅近くのクリニックで高血圧、高脂血症に対する薬物投与を受けていましたが、毎日ジョギングをするほど、健康には自信を持たれていました。

1年ほど前から、ジョギング中に胸の中心に違和感と動悸を覚えていたものの、すぐよくなるため気にしていなかったそうです。

そして、半年前からは、違和感というより胸が押されるような感覚に変わったことに気づきました。クリニックを受診した際に相談すると、心電図などの検査は正常で、医師からは専門医を紹介しますと言われたものの、ジョギング中に症状が出たら走るのをやめて休むと1～2分で消失していたこともあり、気が進まず様子を見ることにしていました。

しかし、ここ最近、症状が起こることが増え、**普通の速度で歩いても胸が押されて、締めつけられるような症状**となり、クリニックを受診。心電図に異常があり、救急車で搬送されました。

診断の結果は**急性冠症候群**《きゅうせいかんしょうこうぐん》。緊急に心臓カテーテル検査を行い、心臓を養う冠動脈の狭窄《きょうさく》（血液の通り道が狭くなること）に対して、筒状の金網で狭窄部を拡げるステント治療がなされました。


幸いにも大事に至ることはありませんでしたが、急性冠症候群は、冠動脈が突然ふさがることによって起き、**不安定狭心症**や**急性心筋梗塞**を発症し、最悪の場合、突然死にもつながりかねない病気です。

「2〜3カ月前から動悸があり、階段を上ると息切れがする」(40代女性)

貧血の治療で動悸・息切れが解消

この方は、子宮筋腫があり貧血ぎみであることは自覚していたのですが、少し前から、**じっとしていても動悸がするようになり、ついには苦しくて駅の階段が上れなくなってきた**ということで受診されました。**洞頻脈**《どうひんみゃく》という状態でした。

結果、ヘモグロビンが正常な人の半分(女性の基準範囲は12・1〜14・6g/dLのところ7g/dL)しかないことがわかり、貧血の治療をすることで動悸も息切れもなくなりました。

これもドキドキをきっかけに心臓以外の病気が見つかるケースの一つです。

「処方された抗生剤を服用していたら、動悸や気が遠くなる症状が出た」（40代女性）

薬の副作用で突然死が起こることも

最後は、病院で処方された抗生剤の服用開始から3日目に、**動悸と気が遠くなる症状**が出て**トルサード・ド・ポアンツ型心室頻拍《しんしつひんぱく》**という不整脈が見つかった方です。一部の薬剤の副作用として報告されている不整脈なのですが、突然死することもあるので注意が必要です。

この方は処方された抗生物質をやめて経過観察をしているうちに症状も起きなくなりました。

＊　＊　＊

いかがでしょうか。ご自身と近い症状がありましたか？

もし、39ページの期外収縮以外で「自分もほとんど同じような症状がある」という方は、すぐ病院を受診してください。

ご紹介したとおり、動悸はさまざまな病気と関連しています。そして、動悸の起こり方も千差万別で、この症状だからこの病気、というふうに一対一ではつながらないのが難しいところです。

それはおそらく人によって動悸の感じ方が違うということと、動悸を起こす原因がとてもたくさんあるからです。

そして「ドキドキ」からは、命にかかわるような治療の必要な心臓の病気だったり、逆に甲状腺機能亢進症や貧血など、心臓とはまったく関係ない病気が見つかることもある、ということがおわかりいただけたと思います。

この本をお読みの方は、「いつもと違う動悸」に敏感に気づいた方だと思いますが、一方で、もしあなたの周りに、普段からあまり自分の身体に頓着《とんちゃく》しない方がいたら、**「これまで感じたことのないドキドキは、身体の不調を知らせるサインらしいよ。注意してね」**と教えてあげてください。

そしてもう一つ、**「動悸はないけれど、なんとなく息切れして身体もだるい」**という症状にも注意してください。実は、**高齢になるほど動悸を感じにくくなり、意図せず悪くなるまで放置してしまう**ことがあるのです。

また、**心房細動という病気は、かかっても半分の人には症状が起こりません**（無症候性心房細動といいます）。ですから、動悸があったら受診することはもちろん、動悸の自覚症状はなくても「息切れや身体のだるさ」を以前より感じやすくなっていないかに気をつけることが大切です。

次章では、このドキドキや動悸の正体を、詳しく見ていきましょう。

第2章
「あぶない不整脈」はこうして見つける

そのドキドキの正体は「あぶない不整脈」だった

不整脈はさまざまな症状の総称

前章で、ドキドキの正体と思えそうな病気の名前がいろいろ出てきたことにお気づきかと思います。

心房細動、上室頻拍、心室期外収縮、洞頻脈、ブルガダ症候群、心室頻拍、急性冠症候群などですが、実はこれらはすべて「不整脈」の名称です。

不整脈を病名だと思っている方は多くいますが、実は不整脈は脈が不整になる症状の総称であって、特定の病名を指すものではありません。

患者さんたちのケースをご覧いただいてもわかるように、不整脈と病気の関係はとても複雑です。

ただ確実にいえるのは、**心臓病（心不全や狭心症や心筋梗塞など）がある場合は、百発百中で不整脈が起きる**ということです。このことは、心臓病と診断されていない人にとっては、不整脈が心臓病を見つけるきっかけとなることを意味しています。

もう一つは、**不整脈自身が心臓病（心不全）を起こす**、という事実です。

つまり、心不全が原因で不整脈を起こす、不整脈が原因で心不全になる、というようにお互いが悪さをし合う関係にあるのです。

本章では、この不整脈について、健康を脅かす危険なものをご紹介し、見分け方の目安、病院の選び方、治療法などについて、解説をしていきます。

最初に知っておきたい「心臓」と「血液」のしくみ

心臓は血液を血管に乗せて全身に運ぶ

まずは、心臓と血管、そして血液の役割を見ていきましょう。

人間が生きていくには、身体中の臓器に酸素と栄養を運ぶ必要があります。それらの運搬役を務めるのが血液であり、血液を各臓器に届けるのが心臓と血管です。

心臓は拍動という持続的なポンプ活動によって血液を拍出し血管に乗せて運びます。その拍動が1分間に何回打つかを表すのが「心拍数」で、1回当たり何ミリリットルの血液を吐き出すかが「1回拍出量」として表されます。

心臓は規則的に拍動して
血液を全身へ送る

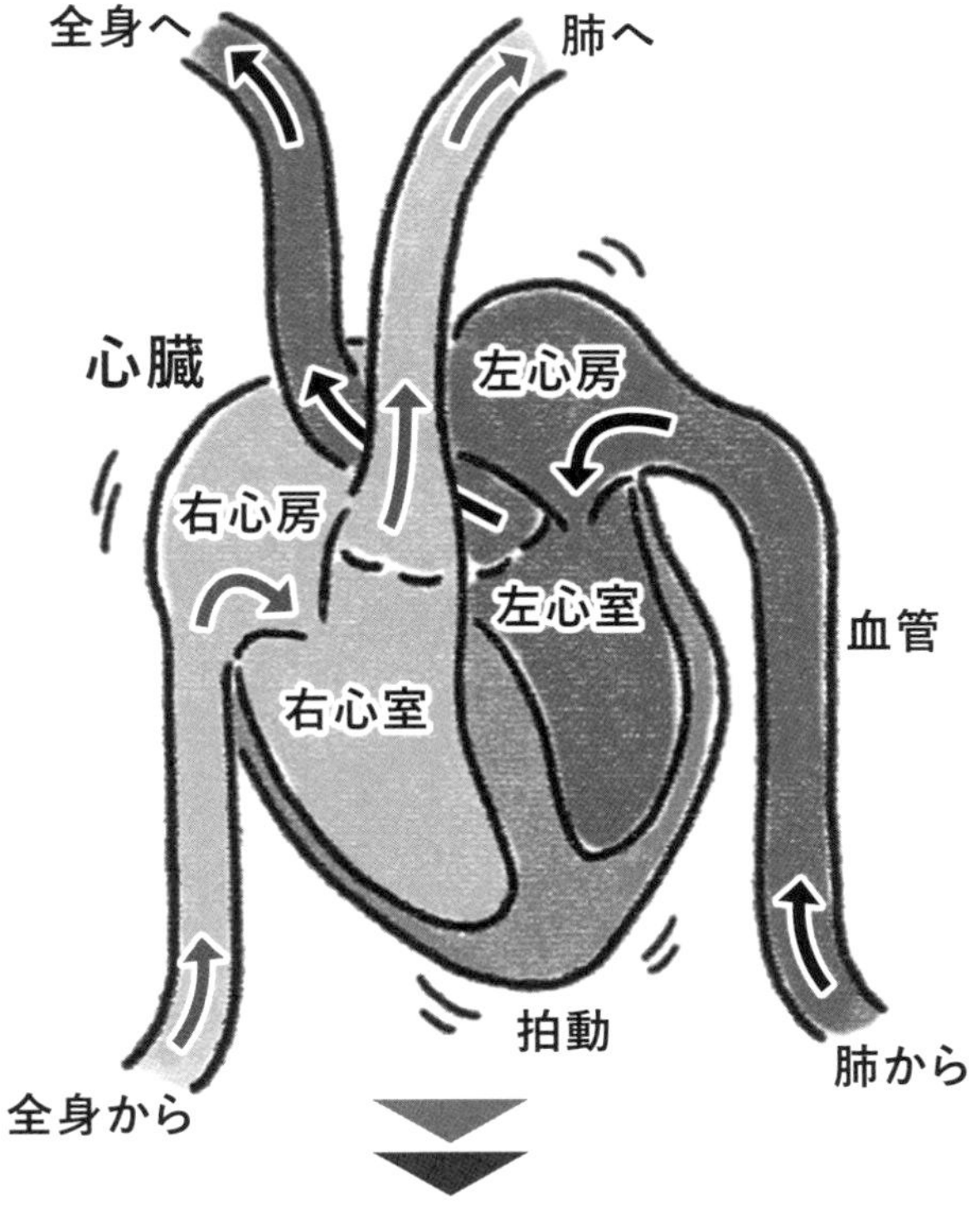

不整脈が起こると拍動が
不規則になり、
血液がうまく送れなくなる

健康な成人の場合、心拍数はだいたい60〜70拍／分、1回拍出量は約70ミリリットルなので、1分間におよそ4リットルもの血液が全身に送られています。睡眠中は臓器も休んでいて血液や酸素をあまり使わないので、心拍数は40〜50拍／分になるように調節されています。

運動すると、筋肉に栄養や酸素がたくさん必要になりますから、心臓は心拍数を増やし、よりたくさんの血液を送り出そうとします。

これが運動をすると心拍数が上がるしくみです。

同じように、臓器で何か異常が起きたときも、心臓は全身から戻ってくる血液の量や質の異常を感知して、血液が足りないと判断したらその分心拍数を増やして補おうとするため、身体の不調が脈に現れるというわけです。

ところが、不整脈が起きていると、基となる拍動が不規則になってしまうので全身に血液がうまく届かず、結果、体調に影響が出てきてしまうのです。

不整脈が起こると心拍数と脈拍数は一致しない

さて、心拍数と似たような言葉に「脈拍数」がありますが、この二つの違いは何でしょうか。

脈拍数は、身体の血管が1分間に拍動する回数のことです。手首や首の血管でとるいわゆる「脈」です。

不整脈がない場合は、心拍はそのまま脈拍として伝わるので、心拍数イコール脈拍数になりますが、不整脈がある場合はその伝わり方が乱れるため、飛んだり、つまずいたり、極端に速くなったりして心拍数と脈拍数は一致しません。ちょっと難しいですが、覚えておくといいでしょう。

「あぶない不整脈」と「あぶなくない不整脈」とは

不整脈は3タイプに分類できる

不整脈について、詳しく見ていきましょう。まず不整脈には大きく分けて三つのタイプがあります。

一つ目は、一瞬脈が乱れる「期外収縮」。
二つ目は、速い脈が持続する「頻脈性《ひんみゃくせい》不整脈」。
三つ目は、脈が遅い「徐脈性《じょみゃくせい》不整脈」。

さらにこれらは、心臓の「心房」という部分に原因があるもの（上室性《じょうしつせい》不整脈）

不整脈の種類

	上室性不整脈	心室性不整脈
❶期外収縮	上室期外収縮	心室期外収縮
❷頻脈性不整脈	心房細動 ・発作性心房細動 ・持続性心房細動 ・長期持続性心房細動 心房粗動 上室頻拍 ・房室結節リエントリー性頻拍 ・房室回帰性頻拍 ・心房頻拍	心室頻拍 心室細動
❸徐脈性不整脈	洞不全症候群 房室ブロック	

と「心室」という部分に原因があるもの（心室性不整脈）に分かれます。

心房は血液の貯蔵庫であり、心臓における重要度としては少し低めです。

一方、心室は血液を送り出すポンプなので、ときに命にかかわるきわめて重要な役割を担っています。

一瞬、脈が乱れる「期外収縮」は治療不要なものがほとんど

期外収縮は、秒の単位で脈が飛んだように感じられるもので、「ドキッとした」とか「脈がつまずいた」とか「食道のあたりがつかえる感じがする」と表現する人もいます。

これは、健康な成人の90％以上に見つかるといわれるほどありふれた不整脈で「予想される周期から外れて起こる心臓の収縮」ということから名前がつけられています。

実際、期外収縮が起こっていても何も感じないことがほとんどですが、睡眠不足やストレス、カフェインのとりすぎなどをきっかけに強く症状が現れることがあり、一度気になると、気持ちの悪いものです。

たんにドキッとする症状がたまにあるだけの場合はまず心配ありませんが、心臓に重い疾患があったり、何度も連続して症状があるときには注意が必要なこともあるので、念のために病院で診断してもらいましょう。

「頻脈性不整脈」は、原因が心房か心室かで治療方針が大きく異なる

心房が原因で脈拍が速くなるものが**心房細動・心房粗動・上室頻拍**の3種類です。すぐに命が脅かされることはありませんが、**放置すると心不全や脳梗塞をきたしたり、日常生活に支障が出る**ことがあるため、長いスパンで治療を考えていく必要があります。

心室が原因で脈拍が速くなるものが心室頻拍・心室細動の2種類です。いずれも命に直接かかわる不整脈なので、すぐに処置が必要です。

脈が極端に遅くなる「徐脈性不整脈」

脈が遅くなる病気は、洞不全症候群と房室ブロックです。

脈が遅くなる不整脈は高齢者や動脈硬化が進んでいる人に起こりやすく、甲状腺機能が低下すると若い人でも起こります。心臓から臓器に送られる血液量が少なくなるので放置するともちろんよくありませんし、特に房室ブロックは脈がとても不規則になって失神や心不全、突然死に至る可能性があり、その多くはペースメーカーによる治療が必須です。

脈が遅くても動悸を感じることがあり、その場合はドキドキするというよりも「ドン」という大きな鼓動や、首がビクビクすると表現される方もいます。

ここをチェック
「あぶない不整脈」の見分け方
「グレーゾーン」ならまずは診察を受けておく

ここまでお読みになると、動悸があったらすぐに「これは不整脈では?」と疑いたくなる方がいらっしゃるかもしれません。

しかし、日常生活のなかでも心拍数は変動しています。普段50〜100拍/分の人も運動すれば120拍/分や130拍/分になり、寝ているときには40拍/分台になる、これは正常な生体反応です。

この正常な生体反応と明らかに異常な動悸の間には「ちょっと変だけど、ほうっておいて大丈夫かな? ダメかな?」と区別がつかない「グレーゾーン」があります。

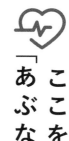

そこで、あぶない（治療が必要かもしれない）動悸と、心配のない動悸を見分けるポイントをご紹介しましょう。

□突然速い脈が始まりしばらく続く▼異常

運動や少し激しい動作をしたとき、普通は徐々に脈拍数が上がっていくものです。それが、何もしていないのに突然速い脈が始まり一定時間治まらないというのは、ちょっと変だと疑っていいでしょう。

□動悸の持続時間が分や数日単位▼異常

1秒、2秒の場合は、ほとんどのケースで病気ではありません。それが5分、10分、あるいは30分続いたとか、1～2日程度続いた場合は病気の可能性が高いでしょう。逆に1カ月なんとなく動悸があるけれどその時点で日常生活が普通に送れているならば、病気の可能性は低くなります。

重い病気なら、1カ月も安定した生活が送れるのはおかしいからです。ただし、長期間続く動悸は、健康とはいいがたいので、病気であるかどうかは別にして診察を受ける必要はあるでしょう。

□動悸以外の症状がある▼異常

動悸とともに、「息切れがする」「身体がだるい」「胸が痛い」「めまいがする」「目の前が真っ白（真っ暗）になる」などの症状を伴うものは病気の可能性が高いです。

□負荷がかかると悪化する症状▼異常

明らかに正常とも明らかに異常とも判断のつかない「グレーゾーン」の場合は、時間をかけて何度も診察するなかで判断していくしかありません。

一ついえるのは、運動したり、塩分を過剰にとったり、きつい労働、睡眠不足、強いストレスなど「血圧が上昇するような負荷」がかかったときに症状が悪化するケースは、治療すべき不整脈が隠れている可能性が高いということです。

例えば10分、20分動悸が持続する人に何らかの負荷がかかったら1時間、2時間治まらなくなった、という場合は、不整脈があることで心臓が正常な働きをするための余力を失っている可能性があり、さらに詳しく調べる必要があります。

一方で、年に何回か変な動悸があるとか、健康診断の心電図でたまたま見つかった、というものならば、血圧上昇などの負荷がかかってもほとんど悪くなることはありません。

□楽しいことをしているときには気にならない▼心配無用

何か楽しいことをしているときにはまったく感じないけれど、ベッドに入ってしばらくすると強い動悸を感じ始める、というのは多くの場合、心臓に異常はありません。健康な方にも起こる現象ですが、精神的な問題が背景にあったりするので、訴えが強い場合は、精神を休めるお薬を処方されることがあります。

その動悸があぶない不整脈かチェックしよう

- □ 1. 突然速い脈が始まりしばらく続く
- □ 2. 動悸の持続時間が分・時間・数日単位である
- □ 3. 動悸以外の症状がある
- □ 4. 負荷がかかると動悸が悪化する
- □ 5. 楽しいことをしているときには気にならない
- □ 6. 健康診断の「要再検査」「要経過観察」

判定

1〜4 に該当：異常あり

5 に該当：心配無用

6 に該当：多くの場合心配無用

ドキドキしていたことを忘れて自由に行動できるのであれば大丈夫です。ドキドキが常に気になって行動制限がかかってしまうのが病的な動悸なのです。

□健康診断の「要再検査」「要経過観察」▼多くは心配無用

もし本当に「これはあぶない！」という所見があれば、おそらく「すぐに病院を受診してください」というお知らせが届くはずです。症状がない方の要再検査や要経過観察という場合はだいたい心配いらないケースがほとんどです。

例えば採血した後に心電図を記録すると、採血の痛みのために副交感神経が緊張して心拍数が一過性に40拍／分台になることもあり、この場合も異常として検知されます。「再検査」や「要経過観察」は、機会のあるときに心電図をもう一度録って、「あなたは大丈夫ですよ」というお墨付きをもらうプロセスだと受け取ればいいでしょう。

安心できる病院の選び方

最初に行ったほうがいい病院・科は

病院に行ったほうがいいかもしれないと思い始めた方もいるかもしれません。では、どのような病院に行けばいいでしょう。かかりつけの内科？　遠くても循環器内科病院がいい？　ほかの病気のことも考えて総合病院？　有名な教授のいる大学病院でしょうか？

不整脈の専門は循環器内科です。ご自宅の近くにあるとか心当たりがあれば、直接行っていただいてかまいません。

しかし、必ずしも最初から循環器内科でなくてはいけない、ということではありません。

なぜなら**不整脈の9割は治療を必要としないもの**だからです。まずはかかりつけ医に行ってあぶない不整脈かどうかを判断してもらい、もし残り1割の「治療が必要な不整脈」の可能性がありそうだ、となったら信頼できる循環器内科を紹介してもらう流れでもいいのです。

紹介状なしで大きな病院（大学病院などの特定機能病院や200床以上の地域医療支援病院）に直接行くと、初診で5000円以上の選定療養費がかかってしまうので、かかりつけ医の先生に紹介状を書いていただくという点でも、そのほうがいいかもしれません。

かかりつけの病院に「内科・循環器科」と書いてあったらこれはラッキーです。その病院の先生はもともと大病院の循環器科医だった可能性が高いので、そのまま診てもらいましょう。

「いいお医者さん・いい病院」の見分け方

巷には、病院ランキングやベストドクターなど、病院探しに参考になる情報がたくさんありますが、それがあなたにとっていい病院、いいお医者さんとは限りません。私が思う、いい医師・病院と患者さんとの関係は、そのお医者さんや病院の価値観があなたの価値観と合っていて、十分な説明をしてくれるかどうかです。

❶フィーリングや価値観の合うお医者さんを探そう

医療は基本的に「選択」と「継続」を医師と患者が繰り返していく作業なので、結論に至る道筋の中で共感できて、「この先生の提案ならいいのかもしれない」と素直に思える医師に出会えるのが理想です。

患者さんは安心を得るために病院を訪れるわけですから、信頼できる医師と話して、安心をもらって帰れるというのは患者さんにとって一番幸せなことでしょう。

❷ 専門医にしたい二つの質問

かかりつけ医の先生とはいい関係だけれど、循環器科を受診するのは初めてなので心配……というときには、その循環器内科医に二つの質問をしてみてください。

それは

「このままほうっておくとどうなりますか？」

「どんな治療法がありますか？」

です。

このままほうっておくとどうなるかを教えてくれて、何のために治療をするのかを明快に説明してくれること。どんな治療を行うにしても、効果や副作用についてきちんと説明してくれる先生や病院は信頼が置けます。

一人ひとりの患者さんが納得いくように説明するのは、実は非常に時間かかることです。受診した患者さんを機械的に治療のレールに乗せるような方針の病院では、このような十分な時間をとった説明ができないはずです。

それから、「どんな治療法がありますか」と尋ねたときに「私としてはこれをおすすめしますが、これでも、これでも、こちらでもいいですよ」というふうにオプションを示してくれる先生ならば、まず大丈夫でしょう。

高齢の方の中には「お医者様のおっしゃるとおりに」という人もいますが、今は自分で調べて考える患者さんが増えています。選択のための情報を与えてくれるということは、その病院に透明性があることを示しています。そのような病院なら、納得できる治療が受けられます。

❸ 不整脈専門医のいる病院を探そう

今現在かかりつけ医がいないという方は「循環器内科」のある病院を自分で調べる必要がありますが、その場合は「不整脈専門医」がいる病院がさらに望ましいでしょう。不整脈を専門とする医師と病院は「日本不整脈心電学会」のウェブサイトに掲載されているので、ぜひ調べてみてください（次ページにQRコードあり）。

・一般社団法人日本不整脈心電学会
【学会認定不整脈専門医】名簿……http://new.jhrs.or.jp/specialist-index/specialist-list/

❹可能ならば病院のレベルや学会発表の実績を調べよう

いい病院を知るには、まずは病院のレベルを知る必要があります。

ではその病院のレベルを何で確認するかというと、循環器科の場合は**手技・手術の件数**が一番わかりやすいでしょう。

不整脈の分野ならば、カテーテルアブレーションやペースメーカー植え込みの1年間の実施件数が公開されていて、ある程度の実績（例えば、カテーテルアブレーションなら、**年間300例以上**行われていればかなり高いレベルに相当します）があることです。

では、件数が多ければいいのかというと、必ずしもそうではありません。残念ながらやりすぎている施設もないとはいえないからです。この点を見分けるにはどうしたらいいか。これもやはり、よく話を聞いてくれてよく説明をしてくれるお医者さんがいるところが目安になります。件数をこなすことだけを考えているところは、一人ひとりの患者さんに時間をかけることはしないはずだからです。

もう一つは**「反省している」病院**です。自分たちの行った医療をやりっぱなしにせず振り返り、学会の症例報告や論文で報告しているところです。

手術件数や学会・論文の数については病院側が積極的に公開していないと一般の方ではなかなか確認することができないのですが、例えばかかりつけ医の先生に聞いてみるのもいいかもしれません。

そして、かかりつけ医の先生が、この病院、この先生なら、と自信を持ってうれしそうに紹介してくれる病院ならば、なお安心です。

この事前準備で受診の質が上がる

用意したい五つの情報

病院が決まったら、次はいよいよ受診ですが、ここで一つ、病院に行く前に、ぜひやっておいていただきたいことがあります。それは、**症状が起きたときのことをできるだけ詳しく思い出して、整理しておくこと**です。

患者さんが診察に来られたときには、症状がないため、医師はいろいろ想像しながら診断していくわけですが、病院に行ってからその場で思い出すというのが意外に難しいのです。

ですから家でゆっくり思い出していただいて、もし脈拍や血圧の記録があれば整理して持っていくと、検査も少なく診断も早くつきます。

受診にあたり整理しておきたい情報

- **どんな症状があるか**
  動悸のほかに息切れ、だるさ、気が遠くなるなどの症状があるか。

- **症状はいつから始まったか**

- **症状が始まったときと今を比べて悪くなっているか、変わっていないのか**

- **症状が起こる（起きた）ときの状況**
  自分が何をしていたときか。例えば、安静時、運動時、睡眠不足の翌日、風邪をひいたとき、仕事が忙しかった日の夜、飲みすぎた日の翌朝など。

- **ふだんの脈拍数と、できれば症状が出たときの脈拍数**
  脈は手首や頸動脈を測ってもとれるが、難しければ血圧計に表示される脈拍数や、脈拍が測れる腕時計型の機器などで記録しても問題ない。

「あぶない不整脈」を見つける五つの検査

症状によって検査のスピードが変わる

病院での検査は、あなたの症状が治療の必要なものなのかそうでないのかを見極めるために行います。このとき、症状がいつから起こるようになってどんなときに悪くなるのか、それともあまり変わらないのかなどによって、検査のスピードが変わってきます。

例えば2~3週間前に動悸が始まって、どんどんひどくなって、ほかの症状を伴うようならば急いで検査をしなければなりませんし、半年以上も前から動悸があるけれど、良くも悪くもならず、駅の階段も普通に上れる、というならば、ゆっくり検査をしてもいいわけです。受診するときに、77ページの情報をきちんと伝えることが大切です。

症状があるときの心電図をつかまえる「ホルター心電図」「携帯型心電計」

不整脈は心電図の波形を見て診断します。ですから検査の中で一番重要なのは、症状があるときの心電図です。

しかし、ほとんどの方で症状があるときの心電図は録れていないはずです。なにしろ毎日症状が起こるような人はそんなにいないからです。

そこで活用するのが**ホルター心電図**や**携帯型心電計**です。

ホルター心電図は、ポータブルの心電計を身体に装着して24時間の心電図を録るものです。小型で、つけたままシャワーを浴びることもできます。ただ、1週間に1回程度、10分くらいしか動悸を感じないというケースでは、ちょうどその瞬間をとらえることは難しいため、そのときには携帯型心電計を使います。

携帯型心電計はスマートフォンをぶ厚くしたくらいの器械で、両端の電極を手で触る（あるいは、片方を手で持ち、もう片方を胸に当てる）と、心電図が30秒間記録されるというものです。症状が起きたときに操作すればそのときの心電図を記録することができます。

病院にもよりますが、当院では1週間単位で貸し出しています。1週間でキャッチできなければまた改めて1週間お貸しする、というふうにしています。しかし、それでも記録できず、そのためだけに何度も病院に行くのが大変な場合は、オムロン株式会社などから市販品が出ていますので、購入していただきます。

心臓に病気がないかをさらに詳しく調べる「十二誘導心電図」「心臓超音波検査」

心電図から不整脈の診断名がついたら、それがどのくらい命に危険を及ぼすものなのか、不整脈の原因が何なのかを探るための検査をします。

症状があるときの心電図を録る方法

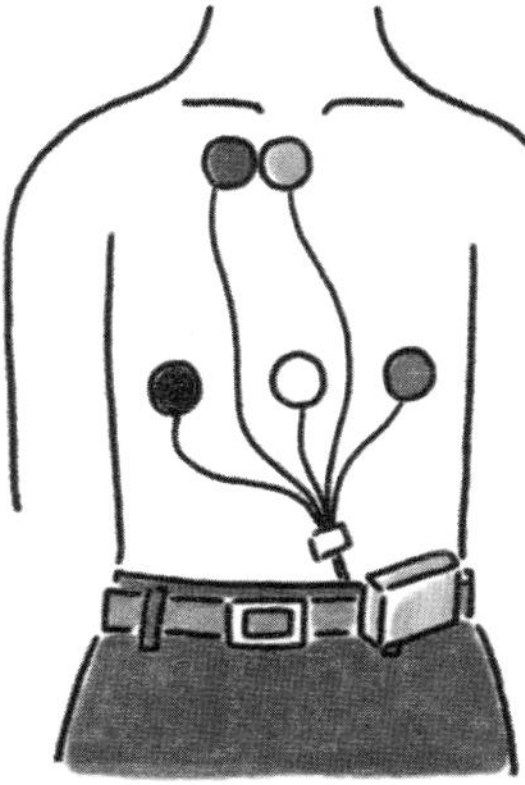

● **ホルター心電図**

身体に装着するタイプ

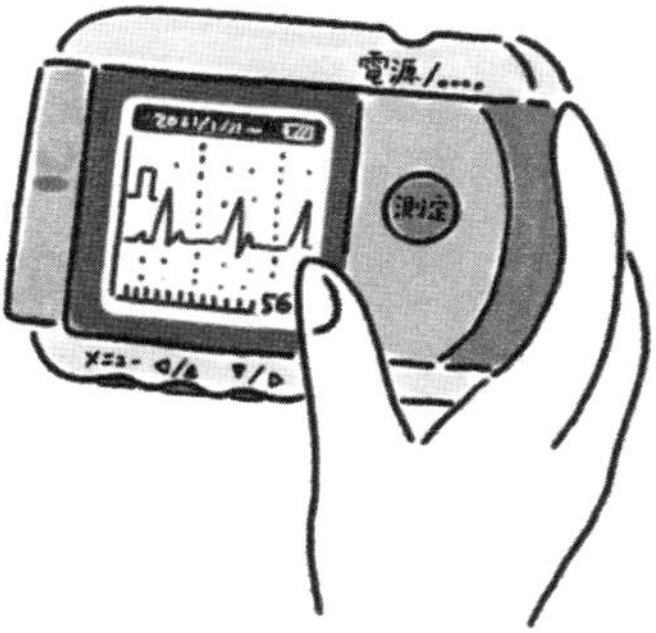

● **携帯型心電計**

自宅や外出時に
使用できる

心臓病があって不整脈が起こっているのと、心臓病がなくて不整脈が起こっているのとでは治療方針に大きな違いが出てきます。前者の場合は、心臓病の治療も並行しなければならないからです。

十二誘導心電図は健康診断などで行われる、横になった状態で胸の周りに電極をつけて、30秒ほどの心電図を録る検査です。心電図は不整脈だけでなく、ほかの心臓の病気の発見に役立ちます。心臓超音波（心エコー）検査も横になった状態で胸に超音波のプローブを当てて心臓の大きさや動きを観察する検査です。時間としてはだいたい30分くらいで痛みはありません。

心臓自体の異常と運動時の状態を確認する「運動負荷心電図検査」

心電図や心臓超音波（心エコー）で何らかの心臓の病気や異常が疑われた場合、あるいは運動によって動悸が起こりやすい場合などは、運動負荷心電図検査を行い

基礎的な心臓の検査

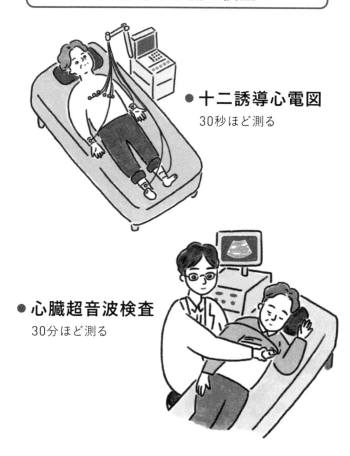

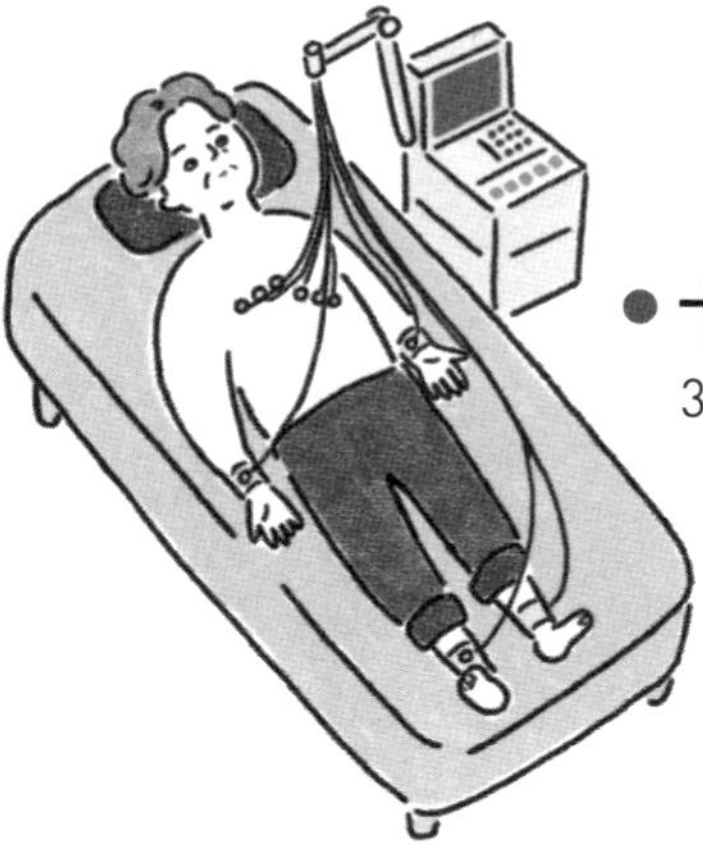

● **十二誘導心電図**

30秒ほど測る

● **心臓超音波検査**

30分ほど測る

ます。運動負荷心電図検査には二つの目的があって、一つは「狭心症」という心臓の血管が狭くなる異常があるかどうかを見極めるため、もう一つは運動中に不整脈が起こる方の、発作時の心電図を録るためです。

健康診断の心電図検査は、何のためにする？

なお、健康診断で行う心電図検査の目的は、不整脈を発見するというよりも、広く心臓病全般を発見するためです。脈の異常以外の心臓病も、心電図でわかるからです。

もう一つの目的は、症状のない不整脈を見つけるためです。今、最も問題になっているのは高齢者の10人に1人が罹患しているといわれる「心房細動」です。心房細動は心不全や脳梗塞の原因になるのですが、約半分の人は症状が出ません。それを見つけるのも十二誘導心電図の役目です。

体を動かしたときの
心電図を録る方法

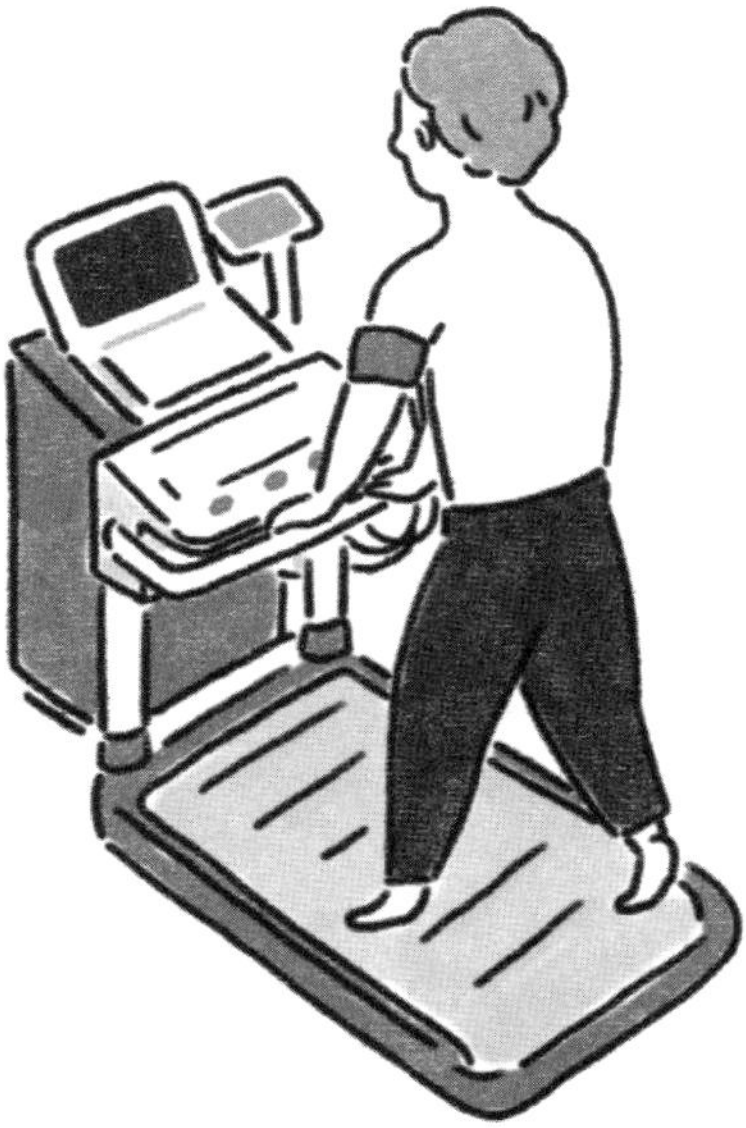

● 運動負荷心電図検査

ルームランナーの上を歩いたり走ったりする。
階段を上り下りしるものや、
エアロバイクをこぐものもある。

あぶない不整脈を見つけるための検査についてご紹介しました。

基本的には、心臓やその他の臓器に問題がなくて不整脈だけが起こっている人は、急に悪化するようなことはほとんどありません。慌てず対処していきましょう。

不整脈と診断されたら、まずやるべきこと

あぶなくない不整脈でもすべきことがある

診断された不整脈の種類によって、治療や対処法は異なります。

例えば、心房細動から心不全になっていたら減塩と運動制限が必要になります。上室頻拍ならば、その頻度が多くない限りとりあえずは経過を観察しましょうということになりますし、期外収縮だったらほうっておいて大丈夫、「いったん忘れましょう」ということになります。

ただし、脈の乱れがあるということは、たとえ軽いにせよ身体には何らかの異常があるということです。ですから、すべての患者さんがすべきことは**「健康的な生活をして、全身の臓器を整える」**ことでしょう。

詳しくは第4章で解説しますが、毎日の血圧・脈拍測定、体重管理、減塩、睡眠をよくとり、適度な運動を心がけ、その不整脈が自然に消失する可能性を追求することが、誰にでも、どんな不整脈にも当てはまる「あなたがすべきこと」です。

第3章

専門医が教える「あぶない不整脈」の正しい治療法

「あぶない不整脈」放置するとこうなる

ほうっておくと生じる三つのリスク

放置していい不整脈として「期外収縮」があることは前章でお伝えしました。では、放置してはいけない不整脈をほうっておくと何が起こるのでしょうか。

大きくは三つ、「突然死」「心不全」「脳梗塞」です。

突然死の危険がある心室頻拍や房室ブロック

あぶない不整脈のうち、めまいや失神を伴う心室頻拍という不整脈は、不整脈が起きている間は心臓から血液が出ていきづらくなります。

すると脳にも血液がいかなくなるため、気が遠くなったり失神してしまいます。

あぶない不整脈3大リスク

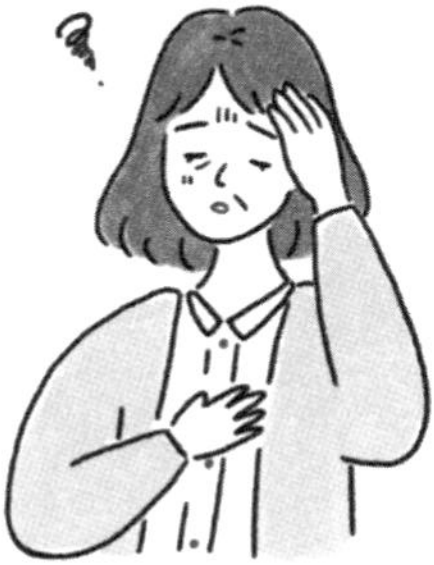

1. 突然死

原因 心室性頻脈性不整脈
房室ブロック

サイン 動悸とめまいがする
気が遠くなる
目の前が真っ白（暗）になる
失神する

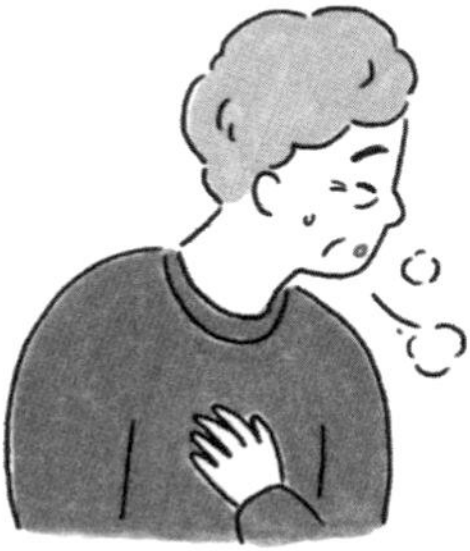

2. 心不全

原因 頻脈性不整脈
虚血性心疾患
心筋の異常（心筋症）

サイン 息切れしやすい
疲れやすい
脚がむくむ
息が苦しい

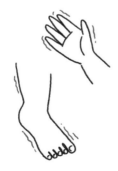

3. 脳梗塞

原因 心房細動

サイン 手足がしびれる
舌が回らない
話せない
手足の麻痺

不整脈が止まれば意識は戻りますが、もし不整脈がずっと止まらなかったら、突然死に至ることにもなりかねません。

頻脈性不整脈による突然死は、最後に必ず心室細動という別の不整脈に移行します。このときは心臓のポンプ機能を担う心室という部分が細かく震えて、血液がまったく出ていかない状態になります。ここで何の処置も施さなければ、ほとんどの方が亡くなるか、奇跡的に命を取り留めても重い脳の障害が残ることがあります。

最近、いろいろなところにAED（自動体外式除細動器）という器械が設置されているのをご存じの方も多いと思いますが、この器械を用いることで、心室細動という不整脈を止めて心臓からの血流を再開させることができます。

ほかにも徐脈性不整脈の中の**房室ブロック**という不整脈は、心臓のポンプ機能を司る電気信号に不具合が起きて心房と心室の連携がうまくとれず、ポンプが止まってしまうことがある病気です。これを放置しておくと、1年間で約3割の方が亡くなるというデータがあります。

突然死の場合、ほとんどの方は予兆がないのが恐ろしいところです。ですから、動悸とともにめまいがする、気が遠くなる、目の前が真っ白（真っ暗）になる、気を失うといった症状がある方は、すぐに受診していただく必要があります。

長く持続する不整脈はいずれ心不全をきたす可能性がある

脈が速い遅いにかかわらず、1週間も2週間もその状態が続くと心臓が疲れてしまい、出ていく血液の量が少なくなって心不全をきたします。心臓の機能不全なので息切れしやすく、疲れやすくなり、血液の流れが悪くなって体内に水分が溜まり、脚がむくんだり、ひどくなると肺にも水分が溜まり呼吸困難を起こして命にかかわることもあります。

死と直結しやすいのは「急性心不全」ですが、不整脈の持続により起こる心不全は「慢性心不全」といい、すぐ突然死に至ることは少ないです。

ただ、慢性の心不全は慢性化した状態が長くなるほど、その後の入院期間も長くなり、身体のつらさも続きます。いったんなってしまうと、その先の闘いは長期戦です。「歳のせいだろう」「運動不足かな」などと自己判断せずに、早めに受診することが大切です。

心臓が原因で脳の血管が詰まる！心房細動で一番怖いこと

一見心臓とは関係のない脳梗塞は、心房細動という不整脈が原因のものが少なくありません。

心房細動は文字どおり心房が細かく動いている状態です。ポンプの心室は機能しているので命にかかわることはありませんが、心房から心室にいく血液の流れがよどみ、心房の中に血の塊《かたまり》ができやすくなります。

その塊が心房から剥《は》がれて血液とともに全身に送り出され、最も血流量の多い脳の血管に詰まり脳梗塞になるのです。

脳梗塞はある日突然起こります。**舌が回らない、手足がしびれる**といった症状が出たときにはすでに脳梗塞が起きた状態です。すぐにきちんと治療のできる病院で適切な治療を受けない限り、気がつくと半身麻痺を起こして1カ月以上入院、その後は後遺症と付き合いながら長いリハビリテーションを余儀なくされるということにもなりかねません。

最悪は死亡することもあるので「心房細動」と診断されたら脳梗塞を予防する治療を受ける必要があります。

次項では、このようなあぶない不整脈であると診断されたら、どのように治療を進めていくのか。この点について解説していきます。

これだけは知っておきたい不整脈の治療法

不整脈の種類によって治療の選択肢は異なります。**薬物療法、カテーテルアブレーション、ペースメーカー、植込み型除細動器（ICD）**から、医師の判断と患者さん側の要望をすり合わせて、単独または組み合わせて選択されます。

「薬物療法」は脳梗塞を予防し、不整脈自体を起きにくくする

薬物療法には二つの異なる目的があります。一つは前項の最後で触れた心房細動による脳梗塞を予防すること（抗凝固薬・抗血栓薬）、もう一つは不整脈を起きに

くすること（抗不整脈薬）です。

残念ながら、両方とも不整脈を「治す」ことはできません。抗凝固薬を飲んでいれば絶対脳梗塞にならないわけではなく、あくまで起こる確率を減らすためのもので、抗不整脈薬も不整脈がなくなるわけではなく起きにくくするというものです。

メリットとしては、誰でも飲むだけでよいので簡単であること、デメリットは、多くの場合一生かそれに近い長期間服用しなければならないことです（一部の不整脈に対しては、発作時などに頓服で使用することもあります）。

具体的にどのような薬があるかについては、次項で詳しく説明します。

薬物療法が適応となる不整脈：各種の頻脈性不整脈

「カテーテルアブレーション」は、根治を目指す治療

カテーテルアブレーションは、カテーテル（心臓に入れる細い管）で患部をアブ

レーション（焼灼《しょうしゃく》）することから名づけられた方法で、１９８０年代から行われている確立した治療法です。

まず、心臓内の不整脈の原因となっている場所を突き止め、その部位に高周波電流で60℃前後の熱を加えて不整脈が発生する原因を断つという治療です。

ただし、この治療が有効なのは、脈が速いタイプの一部の不整脈に限られます。特に上室頻拍や心房粗動に対しては90％以上の高い成功率が認められているので、最初からアブレーションを行うこともあります。


薬物療法とカテーテルアブレーションのどちらがいいかは、患者さんによって異なります。基本的にはオプションとして選ぶ治療法です。

とはいえ、心房細動を除く不整脈では、胸を切開する必要もなく通常2～3時間で終了し、その後発作が起きなくなるので、実際にこの治療を受けた患者さんは「もっと早くやっておけばよかった」と言われます。入院期間は3日程度で、退院

カテーテルアブレーションは
原因箇所を焼く治療法

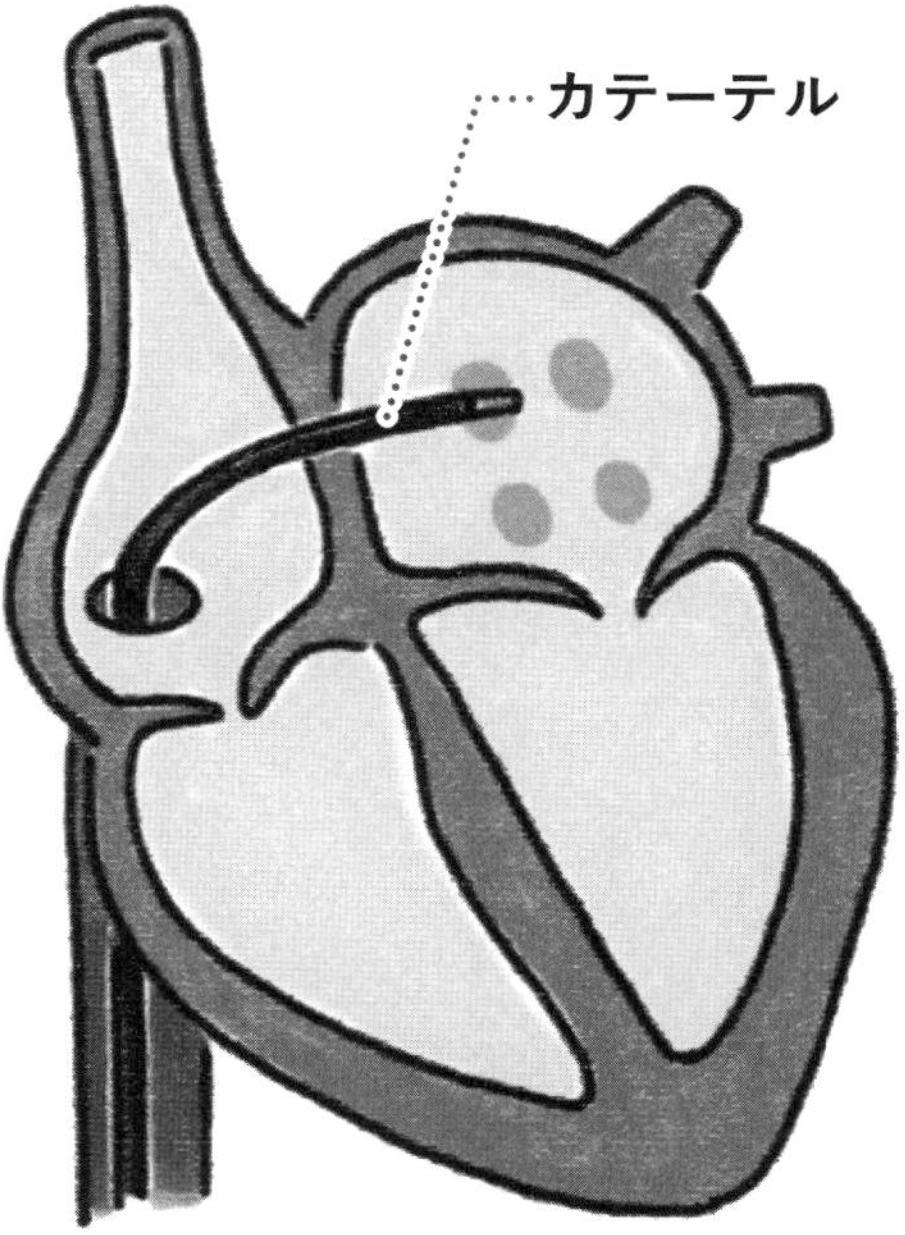

- 手術時間は2~3時間
- 上室頻拍、心房粗動に対しては90%以上の成功率
- 心房細動では、複数回手術が必要なこともある

後はすぐに日常の生活に戻れます。

心房細動に対してもこの治療は行われますが、手技が高度で副作用の発生率がやや高いこと、治療の前後で脳梗塞予防が必要なことから、手術時間はもう少し長く、入院期間も4～5日ほど必要になります。

また、根治を目標としていますが、カテーテルアブレーションを行っても心房細動の再発率はほかの不整脈よりもまだやや高いのが現状です。

カテーテルアブレーションが適応となる不整脈：上室頻拍（WPW症候群など）、心房粗動、心房細動

脈が遅いタイプの患者さんには必須の「ペースメーカー」

患者さんの意向がどうであれ、医師が「これは必ず受けてください」とすすめる可能性が高い治療がペースメーカーです。

ペースメーカーは遅い脈をコントロールする治療法

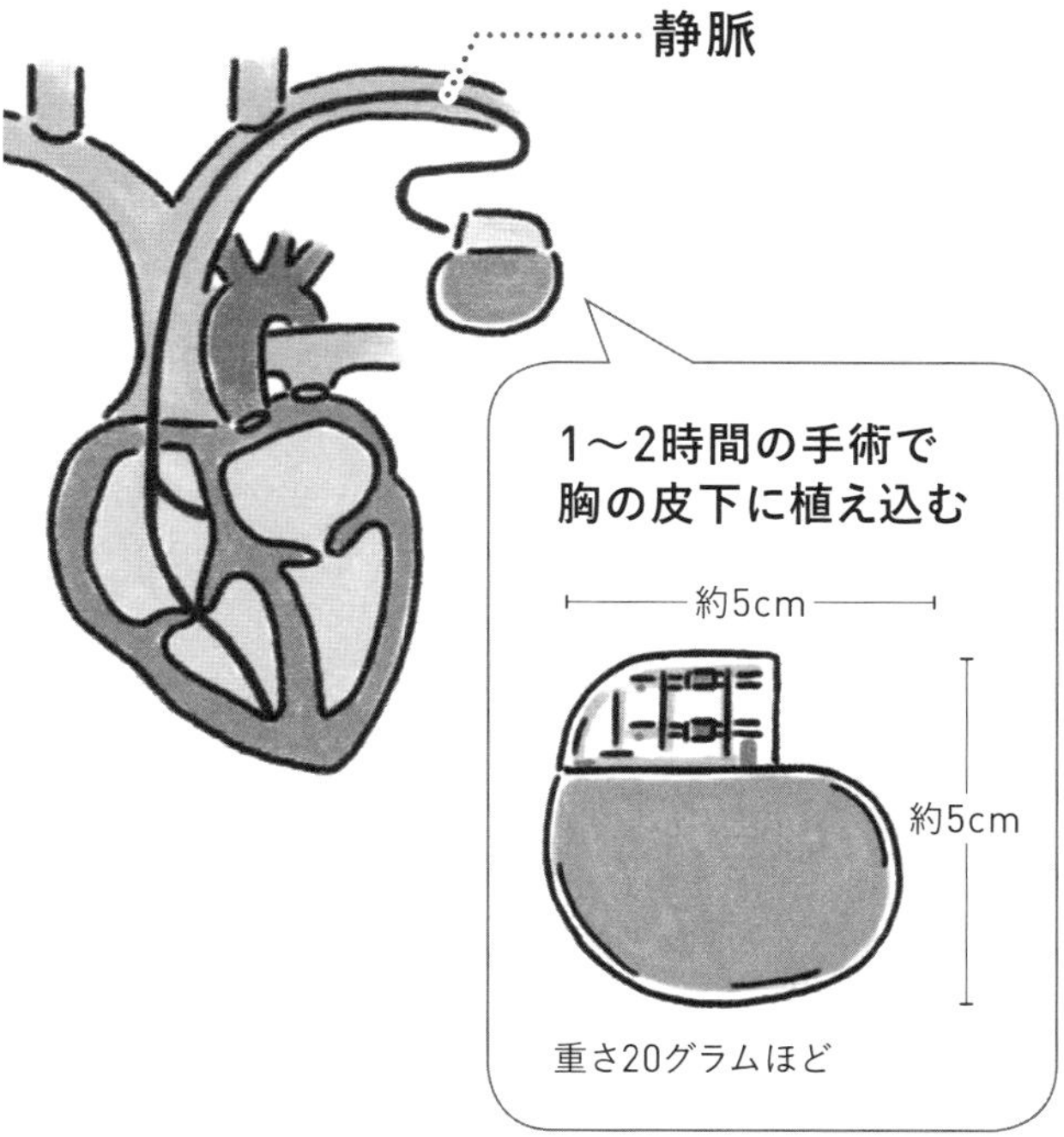

完全房室ブロック、洞不全症候群、徐脈性心房細動の治療には必須

脈が遅いタイプの不整脈の場合、カテーテルアブレーションや薬物を用いることができないため（むしろ悪化する可能性が高いです）、器械を体内に植え込んで、遅い脈の肩代わりをしてもらうこの治療法がとられます。特に、完全房室ブロックの患者さんは、ほうっておくと3割の方が亡くなってしまうので、必ず受けていただきたい治療です。

器械を体内に〝植え込む〟というと何か恐ろしい感じがしますが、現在の手術は非常に簡単で、1～2時間で終了します。感染症の予防や観察のために1週間ほどの入院が必要です。

ペースメーカーが適応となる不整脈：（高度な）房室ブロック、一部の洞不全症候群、徐脈性心房細動

突然死から救ってくれる見張り屋「ICD（植込み型除細動器）」

ICDは、突然死に至る心室細動を止めて命を救うAED（自動体外式除細動器）が小さくなって体内に設置されているとイメージしていただくといいでしょう。

AEDは、側にいる誰かが操作しなければ患者さんの命を救えません。ご家族がいても、24時間見守っていることはできないため、例えば就寝中に心室細動が起きれば、患者さんは亡くなってしまいます。

そうならないように、心室細動が起きたことを感知して自動的に電気ショックを与えてくれるのが、この器械です。

手術はペースメーカーと同様で簡単ですが、装着後はきめ細かい管理が必要です。

ICDが適応となる不整脈：心室頻拍、心室細動を起こしたことがある人・起こす危険がある人（ブルガダ症候群や心臓に重い疾患を持つ人）

ICDは突然死を防ぐための治療法

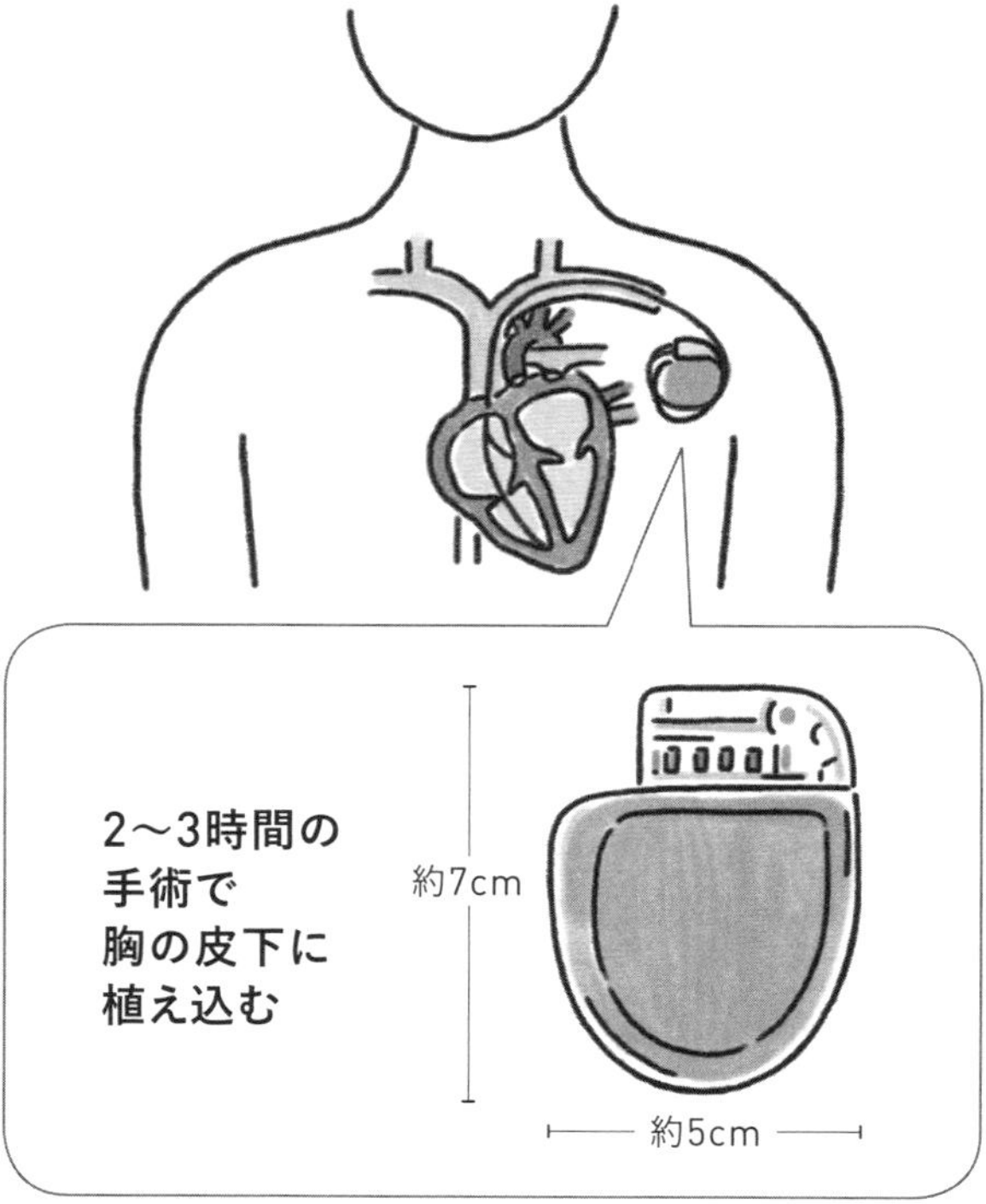

心室細動が起きたときに
電気ショックを与える

「外科的手術療法」がとられることはまれ

不整脈を外科的手術で治療することは、現在はほとんどありません。ただ、心房細動の合併症としての脳梗塞を高い確率で予防する、左心耳切除術《さしんじせつじょじゅつ》という方法が近年行われるようになってきました。

心臓の左心房には左心耳という犬の耳のようなものがついているのですが、心房細動が原因で起こる脳梗塞の9割はこの左心耳にできる血栓（血の塊）によるものといわれています。

通常はそこに血栓ができないように抗凝固薬を服用してもらうわけですが、副作用のために薬が使えない、どうしても薬は嫌だという場合には左心耳を外科的に取ってしまうという方法も選択肢の一つになります。一部の施設では、これをカテーテル治療として行うところもあります。カテーテルを用いて、左心耳の中を器具で埋めて、血栓ができないようにするという治療法ですが、最近始まったばかりの治療法です。

以上、不整脈の治療について簡単に説明してきました。頻脈性の不整脈に対してはまずは薬物療法を試してみて、患者さんの希望によってカテーテルアブレーションを考慮するという流れがほとんどで、多くの方はまず薬物療法を選択されます。もちろん、薬物療法もせず経過観察のみという方も多くいらっしゃいますし、症状がひどいのですぐにカテーテルアブレーションで根治したいという方もおられます。

不整脈の種類によって治療法の優先度は違いますが、心臓血管研究所付属病院の場合、治療しなければならない不整脈は一般の病院より多く、1000人の不整脈患者さんがいたら、カテーテルアブレーションを行うのは約300人、ペースメーカーを植え込むのが約50～60人、ICDを植え込むのは約10人に満たないという割合です。

不整脈治療薬は目的に応じて使い分ける

不整脈の治療薬で最も重要なのは心房細動の合併症である脳梗塞の予防薬です。脳梗塞を起こして半身麻痺になることを、なんとしても避けたいからです。

心房細動の合併症の脳梗塞を予防する「抗凝固薬」

脳梗塞の予防薬は抗凝固薬という血液が固まるのを防ぐ薬物で、現在5種類あります。そのうちの一つは**ワルファリン**。これは60年以上の歴史を持つ薬で、1955年にアメリカの第34代大統領アイゼンハワーが心筋梗塞を起こした際に用いられたという古い薬です。

長い間このワルファリンが使われてきたのですが、食事や併用薬に制限が多く用量調節が難しいことに加え、この10年の間に新しい抗凝固薬が開発されたことにより、最近ではあまり使われなくなりました。

現在の主流は、**プラザキサ®（一般名：ダビガトラン）、イグザレルト®（一般名：リバーロキサバン）、エリキュース®（一般名：アピキサバン）、リクシアナ®（一般名：エドキサバン）**という薬で、処方された量を毎日服用してさえいれば、高い確率で脳梗塞を予防できます。

血が固まりにくくなっているのでケガをしたときはしっかり止血する、大きな手術を控えているときは服用を中止するなど、出血に対する注意がありますが、食事や併用薬などの制限はありません。

症状を緩和するさまざまなアプローチ
「抗不安薬」「睡眠薬」「交感神経抑制薬」

「命にかかわらないので大丈夫です」と医師に言われても、症状が気になって仕事にならない、眠れない、だからなんとかしてほしいという方はやはりいらっしゃいます。その場合は不整脈の起きている状況に合わせて副作用の少ない薬を用います。

例えば、精神的ストレスがあって不整脈が出る方、あるいは不整脈が気になって日常生活に支障をきたすような方には、ごく軽い抗不安薬を処方します。

そのほか、寝る前にいつも不安になってドキドキして眠れなくなるとか、寝不足から不整脈が起きているような方は、依存性がなく副作用の少ない睡眠薬を処方することがあります。治療しなくてもいい不整脈の場合は、動悸を感じなくなったら薬をやめてもかまいません。

もう一つのアプローチは、ベータ遮断薬という交感神経を抑える薬です。

交感神経は、運動したり興奮したときに活性化する神経で、脈を速くする働きがあります。多くの不整脈は交感神経が活発になると出やすくなるため、不整脈が出る状況をコントロールして起こしにくくさせるのです。

ただ、交感神経を抑えることによって、血圧や心拍が低下して眠くなったりやる気が出ないといった副作用もあるので、その方に合った用量調節が必要になります。

心拍数をコントロールする「カルシウム拮抗薬」「ジギタリス」

この二つは主に心房細動に使われる薬です。

心房細動の場合は、心房は細かく動くのですが、心室すなわちポンプの働きが人によってまったく違います。正常な脈拍数に近い人もいれば、ずっと脈拍数が130拍／分という人もいます。脈が速い人は今後心不全になる可能性が高いので、心拍数を80〜100拍／分以下くらいに抑えるために用いられるのが**カルシウム拮《きっ》抗薬《こうやく》**と**ジギタリス**です。

カルシウム拮抗薬は同じ目的で上室頻拍の患者さんにも使われます。ジギタリスは古くからある薬です。効果が弱く、用量を誤ると中毒症状が出るため現在ではあまり使われませんが、心不全を合併している心房細動には用いることがあります。

不整脈自体を起こさないようにする「抗不整脈薬」は副作用に注意が必要

抗不整脈薬は9種類あり、患者さんに合った薬が存在します。ですからその人に適した薬・量を選ぶには、不整脈診療の経験が豊富な専門医が処方し、一定期間服用して安全性が確かめられてから一般の先生に同じものを処方してもらうというステップを踏むのが安全です。

代表的な薬は

- リスモダン®（一般名：ジソピラミド）
- アスペノン®（一般名：アプリンジン）
- シベノール®（一般名：シベンゾリン）

・プロノン®（一般名：プロパフェノン）
・サンリズム®（一般名：ピルシカイニド）
・タンボコール®（一般名：フレカイニド）
・アンカロン®（一般名：アミオダロン）
・ベプリコール®（一般名：ベプリジル）
・ソタコール®（一般名：ソタロール）

です。

生活習慣病の薬も不整脈治療の一環

不整脈の治療薬としては、これまでに紹介したものが代表的ですが、実はいくらこういった薬を服用しても効果が表れないことがあります。

それは、高血圧や動脈硬化、糖尿病などの生活習慣病のコントロールがうまくいっていないときです。

不整脈の治療薬

脳梗塞を予防する抗凝固薬	・プラザキサ® (一般名:ダビガトラン) ・イグザレルト® (一般名:リバーロキサバン) ・エリキュース® (一般名:アピキサバン) ・リクシアナ® (一般名:エドキサバン) ・ワルファリン
動悸の症状を緩和する薬	・ベータ遮断薬 ・抗不安薬 ・睡眠薬
心拍数をコントロールする薬	・カルシウム拮抗薬 ・ジギタリス
抗不整脈薬(経口)	・リスモダン® (一般名:ジソピラミド) ・アスペノン® (一般名:アプリンジン) ・シベノール® (一般名:シベンゾリン) ・プロノン® (一般名:プロパフェノン) ・サンリズム® (一般名:ピルシカイニド) ・タンボコール® (一般名:フレカイニド) ・アンカロン® (一般名:アミオダロン) ・ベプリコール® (一般名:ベプリジル) ・ソタコール® (一般名:ソタロール)

不整脈は、不整脈単独で起こることは少なく、多くの場合、生活習慣病や不健康な生活が素地にあって起こります。ですから、**不整脈以外の病気もきちんとコントロールすることが、不整脈治療の基本**なのです。

例えば、血圧が150／90㎜Hgのところ、血圧の薬を見直したり、ライフスタイルを改善して120／80㎜Hgまで下げたら、それだけで不整脈が起きなくなったという方もいます。

血圧のコントロールがしづらい方は脳梗塞のリスクも高まりますし、抗凝固薬の効きも悪くなりますので、ここはぜひとも改善したいところです。

高血圧や糖尿病が改善すれば、薬を減らすことができ、不整脈の薬も必要なくなって、結果的に全体の薬剤の種類や量を減らせるのです。

治療にかかる費用はどのくらい？

カテーテルアブレーション1回の費用は薬物療法3年分

費用については患者さんによってかなり違いますが、心房細動を例にだいたいの目安を紹介します。

薬物療法に関しては、脳梗塞予防薬の値段が1日当たり約400〜500円ですので、月額約1万2000〜1万5000円。抗不整脈薬は1日200円前後ですが、ジェネリック（後発品）がたくさんあるので、その半額の1日100円くらいとして月3000円、合計1万5000〜1万8000円。この1〜3割の自己負担分が薬物療法で支払う金額になります。

カテーテルアブレーションについては、だいたい150万円（上室頻拍）〜

250万円（心房細動）です。これも保険適応になるので、3割負担の方ならば45～75万円。それでもアブレーションは高いと思うのですが、日本には「高額療養費制度」という救済策があり、医療費が月数万～20万円（年齢・収入により異なる）を超えると、超えた分の療養費（差額ベッド代などは除く）が還付されるしくみがあります。さらにこの制度の対象となることが事前にわかっていれば、加入している健康保険組合にあらかじめ申請することで、退院時にいったん全額を支払う必要もなくなります。

カテーテルアブレーションをして1回で成功したら実質20万円、薬物療法（抗不整脈薬＋脳梗塞予防薬）は月5400円（1万8000円の3割）ですから年間約6万5000円。だいたい薬物療法3年分でカテーテルアブレーション1回を受けるのと同じくらいの金額になるということです。

金額だけで治療を選ぶ方はいないとは思いますが、感覚として知っておくといいでしょう。

療養中に気をつけたいこと

脳梗塞の予防薬の飲み忘れは厳禁

一番大切で一番難しいのが「薬を忘れずに飲む」ことです。

「薬をきちんと飲む」とひとことで言いますが、100%飲めている人はおそらくいないのではないでしょうか。1週間に1日だけ忘れてしまうという頻度で「8割服用できている」と判断しますが、そのような方も全体の7割程度しかいません[1]。

かくいう私も高血圧とコレステロールの薬を2カ月に1回処方してもらっていますが、いくら気をつけていてもなぜか少し余るのです。「あれ？　いつ飲み忘れたんだろう」と、飲み忘れたことすら覚えていないくらいですから、完璧を目指すのは相当難しいだろうと思います。

ただし、脳梗塞の予防薬に限っては特別な注意が必要です。どの抗凝固薬も服用するとすぐ効果を発揮し、約半日で効果が半分くらいになります。そのため、1回飲み忘れてしまうと薬がまったく効いていない時間ができてしまいます。毎日きちんと飲んでいたのに、たった3日飲み忘れただけで不幸にも脳梗塞になってしまった患者さんもいらっしゃいますので、「抗凝固薬は、決められた量を決められた時間に忘れずに服用すること」をしっかり守ってください。

ペースメーカー、ICD装着者には一部生活制限がある

ペースメーカーやICDは電磁波の影響を受けるので、MRI（磁気共鳴画像診断装置）の検査や高周波・低周波治療が受けられなかったり、全自動麻雀卓に近づいてはいけないとか、携帯電話は器機から22センチ以上離すなど一部の生活制限があります。植え込んだご本人や周りの方には、施術前後の説明や配布される冊子などの注意事項を厳格に守ることが求められます。

第4章

自分でできる！心臓・血管にやさしい健康法

「あぶない不整脈を起こしやすい人」と「起こしにくい人」どこが違う?

慢性炎症につながる生活習慣を改善しよう

あぶない不整脈を起こしやすい人と起こしにくい人、不整脈を起こしやすい人と起こしにくい人の違いは、半分は「遺伝」、もう半分は「生活習慣」です。基本的にあらゆる病気は、遺伝と慢性炎症から成り立っています。そして、慢性炎症は、そのほとんどが不健康な生活習慣によってもたらされます。

ここでいう遺伝は、心血管病になりやすい生まれ持った体質のことを指し、血縁関係に不整脈をきたすような疾患を持っている人がいるかどうかの情報からわかります。

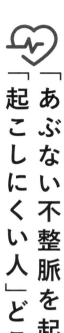

慢性炎症は、身体が心血管病になりやすい状態に曝されていることを指し、不規則な生活や喫煙などの生活習慣とそれによってもたらされる肥満や高血圧、糖尿病、高コレステロール血症、睡眠時無呼吸症候群などの疾患のおもとで起きている現象です。

遺伝と慢性炎症の両方がそろえば、必ずといっていいほど心血管疾患や不整脈を起こします。しかし、もし遺伝的な体質があっても、慢性炎症を起こさないような健康的な生活習慣を続けていれば、その確率を減らすことができるのです。

本章ではあぶない不整脈を招かないだけでなく、あぶなくない不整脈についても症状を最小化していくための、生活習慣のポイントをまとめます。

不整脈を起こす「あぶない生活習慣」はこれ！

基本的に血圧と心拍数が正常値で安定している人は不整脈が起きにくいと考えられます。正常値は、**血圧は120／80㎜Hg未満**、**心拍数は60〜70拍／分**ですから、これを大きく外れるような行動や状態を避けるよう心がければ、不整脈を起こしにくいといえるでしょう。

まずは、不整脈を起こしやすくする要因、すなわち血圧や心拍を上昇させるのはどのようなときか、簡単に解説していきます。

睡眠不足――最も注意したいのは「睡眠時無呼吸症候群」

睡眠不足になると、翌日の血圧と心拍数が上がります。ですから、十分に睡眠を

この生活習慣が
「あぶない不整脈」を起こす

- 睡眠不足
- ストレス
- 過度の飲酒
- 肥満
- 塩分の多い食事
- カリウム不足
- タバコ
- カフェイン

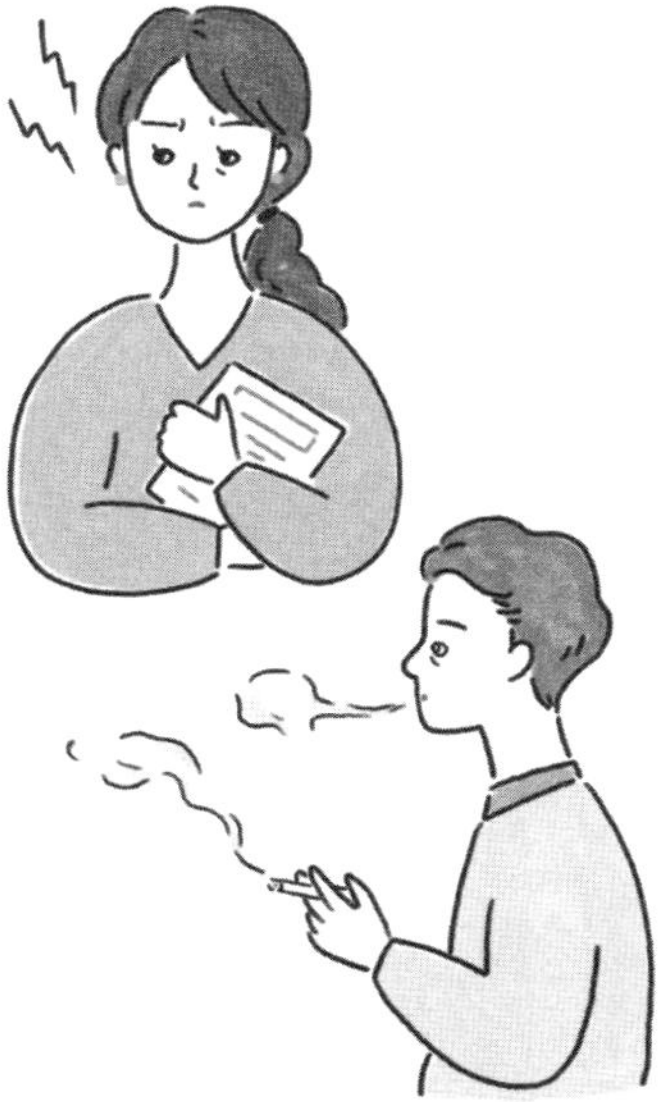

生活習慣の改善が予防につながる

とることが不整脈を起こしにくくするという意味でも大切です。

また、睡眠不足は、血糖値を下げるホルモンであるインスリンの働きにも影響を与えるため、血糖値上昇にもつながります。

睡眠不足の原因はさまざまですが、何らかの疾患に起因する症状（痛みや皮膚のかゆみ、咳など）や精神的な要因を除けば、**運動不足や寝酒の習慣を改める**ことで解消できるケースが多いようです。

一方、血圧や心拍に影響を与えるという点で最も注意しなければならないのは、**睡眠時無呼吸症候群**です。

睡眠時無呼吸症候群（Sleep Apnea Syndrome）は、眠っている間に呼吸が止まってしまう病気で、英語名称の頭文字をとって「ＳＡＳ（サス）」と呼ばれます。10秒以上の気流停止（気道の空気の流れが止まった状態）が一晩（7時間の睡眠中）に30回以上または1時間当たり5回以上あれば、睡眠時無呼吸症候群と診断さ

閉塞性睡眠時無呼吸症候群になりやすい人とは

生活習慣・身体的特徴

- 暴飲暴食傾向にある
- 頻繁な喫煙、飲酒がある
- 睡眠薬を頻繁に服用している
- 過労傾向にある
- 肥満（急に太った人含む）
- 顎が小さい
- 下顎が後方に引っ込んでいる
- 小顔である
- 二重顎
- 舌や舌の付け根が大きい
- 扁桃腺肥大がある

一般財団法人 運輸・交通SAS対策支援センターWebサイト
「睡眠時無呼吸症候群と健康のコラム」より

れます。

日中の強い眠気やだるさ、集中力の欠如など日常生活に支障をきたしますが、実は就寝中のいびきがひどい、息が止まるなどの外からわかる異常だけでなく、心臓にも大きな負荷がかかっています。就寝中で心拍数は下がっているにもかかわらず、呼吸が停止している間は酸欠状態から血圧の急上昇が起こり、300㎜Hgにもなることがあります。


睡眠時無呼吸症候群は**「閉塞性睡眠時無呼吸タイプ」**と**「中枢性睡眠時無呼吸タイプ」**に分かれますが、9割は前者で、なりやすい人の傾向がはっきりしています。

125ページの特徴に当てはまる方はご家族ともども注意してみてください。

基本的には長い付き合いになる病気です。思い当たる症状があれば専門の医師の診断を受け、治療を開始しましょう。

ストレス——不整脈の直接的な原因第1位

不整脈の患者さんと話をすると「ああ、あのときのあれが原因だったのか……」とすぐに思い当たるほど、**精神的ストレス**と不整脈は密接に関係しています。

ただ、ストレスを避けるのは実際には難しく、唯一できるのは、**受けたストレスを解消する方法**を見つけることです。人によってさまざまだと思いますが、適度な運動で身体を動かしたり熱中できる趣味を持つなど、自分に合ったストレス解消法を探してみましょう。

また、**肉体的ストレス**も同様に交感神経を興奮させて血圧と心拍数を上げるため不整脈を起こしやすくなります。働きすぎはもちろん、運動のしすぎにも注意しましょう。

深酒や寝酒の習慣——血圧・心拍数を上げ睡眠を浅くする

アルコール自体が翌日の心房細動を起こしやすくすることを第1章で紹介しまし

たが、これは、よくいわれるように量によります。

少量であれば、不整脈の起こしやすさに影響しません。しかし、過度の飲酒となると、アルコール自体が不整脈を起こしやすくし、睡眠が浅くなって睡眠不足から不整脈につながります。眠れないからと、お酒の力を借りて酔っぱらうのは逆効果なことがおわかりいただけるでしょう。

肥満・塩分の多い食事
——血圧と心拍数に悪影響を与える二大生活習慣

広く血圧や心拍に影響を与えるものとして注意すべきなのは体重です。体重が0・5〜1キロ増えると、血圧は1㎜Hg上がるといわれています。

食べすぎはもちろん、朝食を抜いたり、遅い時間の夕食も肥満を招く生活習慣です。また、塩分の多い食事が高血圧の原因となることはよくご存じかと思いますが、塩味は食欲増進効果もあるため、食べすぎの要因にもなるのです。

体重が増加するような食生活をしていないか、塩分の濃いものに慣れてしまっていないか、振り返ってみましょう。

また、肥満があり血圧の高い人は、心房細動に対するカテーテルアブレーション後の再発率が、そうでない人に比べ高いことが知られています[2)-4)]。将来的にカテーテルアブレーションを受ける可能性があるのならば、まずは体重と血圧の適正化に留意してください。

カリウム不足
——不整脈を起こしにくい体内環境に必要なミネラル

カリウムは野菜や果物をはじめ、多くの食材に含まれているので、バランスのとれた食事をしている限りは不足することはありません。

しかし、長期にわたり利尿剤を服用している人や、脱水、嘔吐などにより不足すると不整脈を起こしやすくなることがわかっています。

一方で、カリウムは、ナトリウム（塩分）が腎臓で再吸収されるのを抑えて尿から排出し、血圧を下げる働きがあるため、血圧を整えるという意味でもカリウムを意識した食事を心がけたいものです（158ページ）。

タバコ——百害あって一利なし

タバコは交感神経を興奮させ血管を収縮させる働きがあるため、不整脈の誘因となります。

また、タバコに含まれるニコチンや一酸化炭素はとりわけ心血管に悪影響を与える有害物質です。ニコチンには血圧や心拍を上昇させる作用が、一酸化炭素には血液中でヘモグロビンの酸素運搬を邪魔する作用があるため、心臓への負担が大きくなります。

喫煙者は非喫煙者の3倍心臓病になる確率が高いといわれる一方で、1年半の禁煙で、非喫煙者と同等までそのリスクを戻すことができます。

ぜひ、これを機に禁煙を実行してください。

カフェイン――ほどほどにとろう

カフェインには疲労回復効果があり、コーヒーやお茶の香りにはリラックス作用があるので数杯であればむしろ身体にいいといえるでしょう。

ただし1日に何十杯も飲んだり、カフェイン入りのサプリメントやエナジードリンクと組み合わせて飲むのは禁物です。また、眠気覚まし用のカフェイン製剤は、コーヒーの何倍ものカフェインを含んでいるので、不整脈の心配のある方は服用を避けましょう。

カフェインに対する感受性は個人で異なるため、日本では上限量が定められていませんが、米国では健康に影響を与えないカフェイン量は1日当たり400mgと報告されています（米国保健福祉省・農務省の科学レポート2015年版）。

また、欧州食品安全機関（ＥＦＳＡ）も、４００㎎以上のカフェイン摂取は心拍数増加、高血圧、不整脈、ふるえ、神経過敏、不眠症、パニック発作につながるおそれがあると指摘しています。

４００㎎を上限と考えると、**コーヒーで1日4～5杯、紅茶で8～9杯**までにしておくのがよさそうです。

以上、あぶない不整脈を起こしやすくする要因を紹介しました。裏を返せば、これらに気をつけることは、予防のポイントでもあるといえるでしょう。次項からは、不整脈の解消につながる生活習慣の工夫を紹介していきましょう。

飲料中のカフェイン濃度

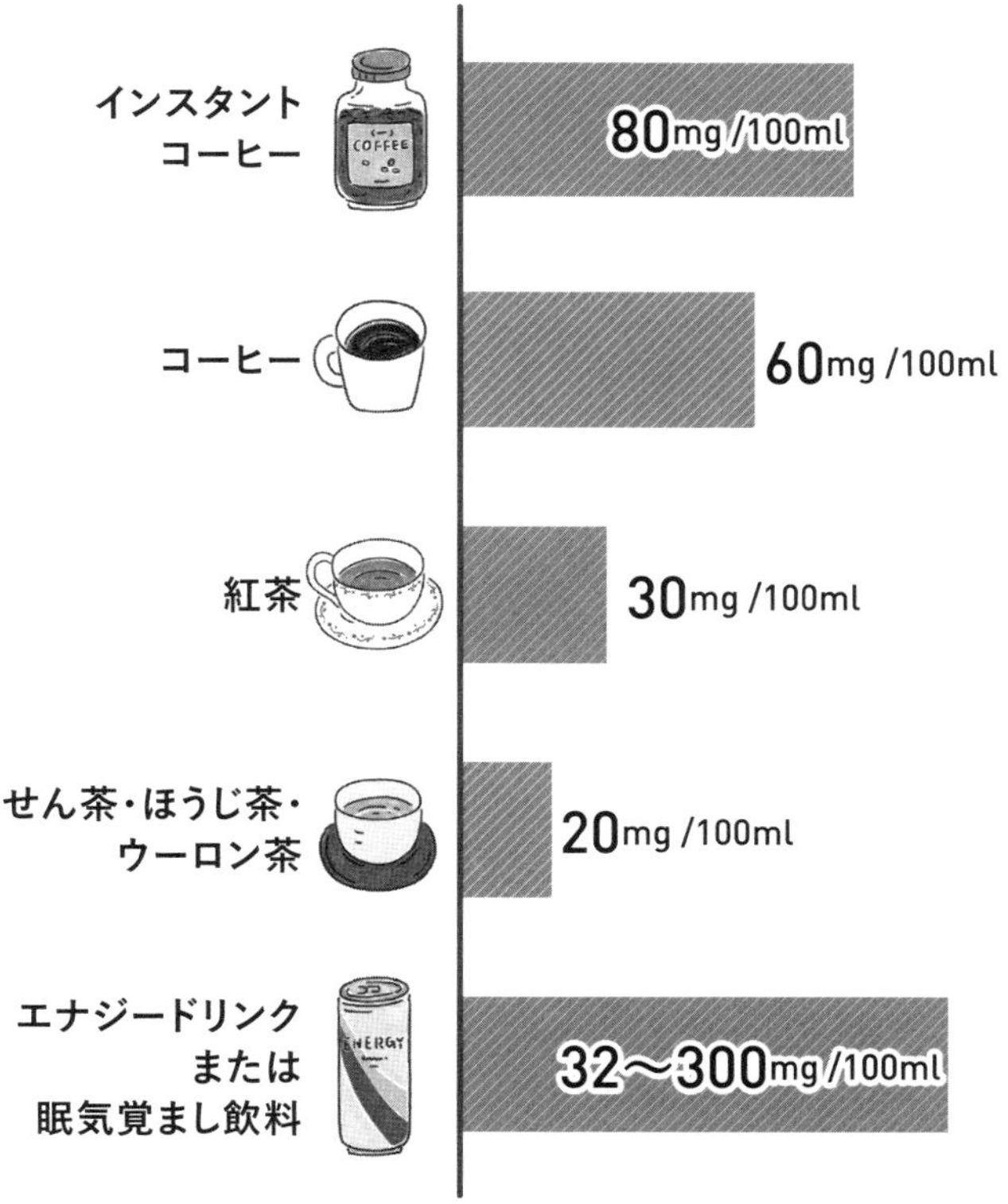

農林水産省webサイト，カフェインの過剰摂取について，
2015年12月作成（2017年7月更新）

心臓・血管を整える1日の過ごし方

朝晩の血圧・体重測定で、身体の状態を管理しよう

まずは、**朝起きたら、血圧と体重を測定する**ことを習慣づけましょう。夜寝る前も同様に行うことをおすすめします。

これは、不整脈を起こしやすい生活になっていないかの指標になるからです。毎日、朝晩両方測定するのは難しいという方はどちらかだけでもかまいませんし、忘れてしまって1日、2日測らなくてもまったく問題ありません。自分の今の状態を知るのと同時に記録に残しておくことで、半年、1年前と比べてどうなのか、症状が起きたときはどんな状態だったのかを振り返ることもできます。

血圧を測るときは、心臓と測定する場所を同じ高さにする必要があるので、手首式より上腕式の血圧計がおすすめです。**朝は起床後30分以上経って一息ついてから、夜はベッドに入る前少し落ち着いてから**測ると、安定した結果を得ることができます（食事・入浴の直後から1時間は避ける）。**体重は朝起きてトイレを済ませて朝食を食べる前と、夕食の2時間後くらい**がいいでしょう。

不整脈が気になっている方は、脈拍数も記録して、普段の自分の脈がどのくらいなのか、調子が悪いとどうなるのかも知っておくことが大切です。なお、家庭用の自動血圧計は血圧を測定する器械ですが、同時に脈拍数も測定しています。

運動を生活の中に取り入れる

「1日1万歩以上歩きましょう！」とか「運動習慣をつけましょう！」と言われても、時間もなかなか取れないし、面倒だなぁ……と思いますよね。

でも、大切な休日にわざわざジョギングをしたり、ジムに通ったりしなくても大丈夫です。これまで運動習慣のない方は、まずは**1週間に2〜3回、1回30分以上、少し息が上がるくらい身体を動かす**ところから始めましょう。たまにやるよりも「続ける」ことが大切です。

ライフスタイルは、人それぞれですから、自分に合ったやり方、例えば、電車通勤をしている方ならば一つ前の駅で降りて職場まで歩く、帰りも一つ前の駅で降りて家まで歩く、家にいることが多い方は少し遠回りして買い物に行く、などから始めてみてください。意外と30分はあっという間です。

このとき、できればいつもより大股で腕を大きく振り、少し汗ばむくらいの早歩きをすると、さらに運動量が上がるのでおすすめです。

リラックスタイムをつくろう

質のよい睡眠をとるために、就寝前にリラックスできる環境をつくるのもおすすめです。

ストレッチでもいいですし、音楽でも、瞑想でも、入浴剤やアロマオイルでもいいでしょう。

リラックスすることで確実に血圧と心拍数が下がります。実際、私の寝室にはアロマストーン（アロマオイルを振りかけて香らせる陶器製の置物）が置いてあるのですが、それを使って寝たときとそうでないときは明らかに翌朝の血圧と心拍数に差が出ます。よろしければぜひ試してみてください。

よく笑うことは心臓へのご褒美

心臓血管研究所の病院でもう20年ほど診療していますが、陽気でよく笑う人はあ

まり病気が悪化しません。不思議ですがこれは本当で、いつも難しい顔をしてる人ほど病気もやや厳しい経過をたどる実感があります。

性格と心疾患のなりやすさについては昔から、競争心が強く、攻撃的で、せっかちな性格の人はそうでない人に比べ2倍狭心症や心筋梗塞が起こりやすいとか、ネガティブ思考で人付き合いの苦手なタイプは3倍発症しやすい[5]という報告がありま す。

余裕のある、笑顔の多い生活をしていることは健康的な生活の基本で、運動や食事などはその枝葉でしかない。それくらい大切なことだと思います。

心臓・血管にやさしい1日の過ごし方

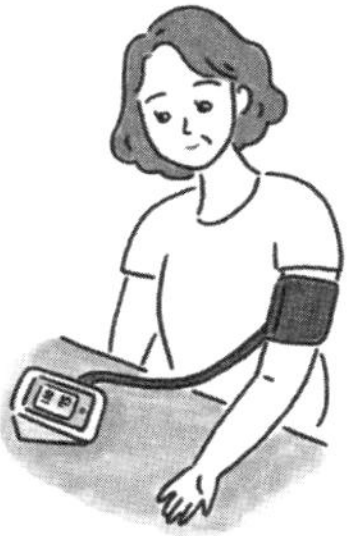

朝

起床
血圧測定
体重測定
朝食、歯磨き
運動／活動量を増やす

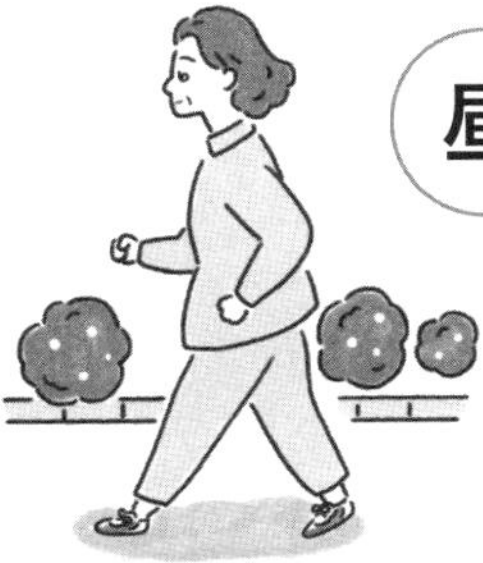

昼

昼食、歯磨き
（入浴）
運動／活動量を増やす

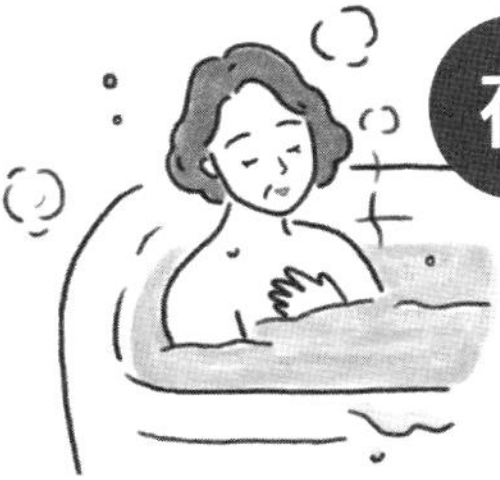

夜

夕食、晩酌、歯磨き
入浴
体重測定
リラックスタイム
血圧測定
就寝

起きている間は常に笑顔で！

家の中でできる心臓・血管を鍛えるちょっとした工夫

あえて「効率の悪い動作」で活動量をかせぐ

専業主婦や自宅で仕事をされている方、高齢などでほとんど家から出ない方のための、家での過ごし方の工夫を紹介しましょう。

毎日通勤で強制的に歩いている人と違い、必要がなければ外に出ないという人は、歩かないことによって確実に足の筋肉が落ち、少し歩いただけで疲れてしまったり、転倒などのリスクも高まります。

ふくらはぎや太ももは第二の心臓とも呼ばれています。筋肉の収縮が、血管の中にある血液を押し出す役目をして、心臓のポンプ活動を手助けしているのです。

筋肉が落ちてしまうと、その分心臓の負担が増えてしまいます。

家の中にいてもできるだけ歩くこと、活動量を上げることを心がけましょう。

簡単にいうと、**あえて「面倒なこと」をする、「効率の悪い動作」を選ぶ**ということです。

例えば、戸建てで普段の生活スペースが1階ならば、**毎回2階のトイレに行く**とか、**洗濯物を干すにしてもわざと何回にも分けて持っていく**などすれば、自然と活動量を増やすことができます。マンションであればせっかく長い階段がありますので、**買い物やゴミ捨てのときにはエレベーターでなく階段を使う**などして歩数と活動量をかせぐ工夫をしてみてください。

また、起立時の血圧低下に対応するために、**立ったり座ったり**という動作も面倒くさがらずに生活の中で取り入れるようにしましょう。

例えば、リモコンやスマートフォンは手元ではなく常に離れたところに置いておき、操作するたびに取りに行くとか、洗濯物を干すときは床にカゴを置いてしゃがんで取るなど意識して行うと、血管が鍛錬されて、日常に潜む事故を回避することにつながります。

トイレ、お風呂は立ち上がるときに要注意

排尿・排便時は副交感神経の働きで血管が拡張します。さらに降圧薬など血管を拡げる薬を服用していると、便座から立ち上がるときに血液が下肢に下がり頭の血流が減るため、脳貧血を起こしたり失神することがあります。

若いときは血管が急に拡張しても血管に弾力があるので、脳への血流を保つことができるのですが、歳をとるほどに血管を締める力が落ちるのです。そのため、男性も座って用を足す、男女ともに立つときはゆっくり立つよう、注意してください。

お風呂も同様で、湯船から出るときには浴槽につかまりながらゆっくり立ち上がるようにしましょう。

心臓の健康は歯磨きから

歯磨きをよくする人ほど心臓病になりにくい、という調査結果がお隣、韓国から2019年に報告されました。心臓病を発症したことのない約16万1300人（平均52・2歳）を10年半観察したところ、**1日3回歯磨きする人は0～1回の人と比べて心房細動のリスクが10％、心不全のリスクが12％減少**したというのです[6]。

その理由として、歯磨きを毎食後にするような人は几帳面なので、ほかの生活面でも健康に気をつけて過ごしているからということが一つ、もう一つは歯周病菌や歯茎で起きた炎症が、血液に乗って血管や心臓に悪い影響を与えており、それを定期的な歯磨きによって防げているのではないかということです。

いずれにしても、1日に3回、きちんと歯を磨く規則正しい余裕のある生活を送ることが、心臓にやさしい暮らしにつながります。

これを機に、歯医者さんで歯周病になっていないかをチェックしてもらい、同時にブラッシング指導を受けてみてはいかがでしょうか。

歯の健康は全身の健康にもつながる大事なポイントです。定期的なケアを心がけてください。

心臓・血管の健康を保つには?

● 面倒で効率の悪い動作をする

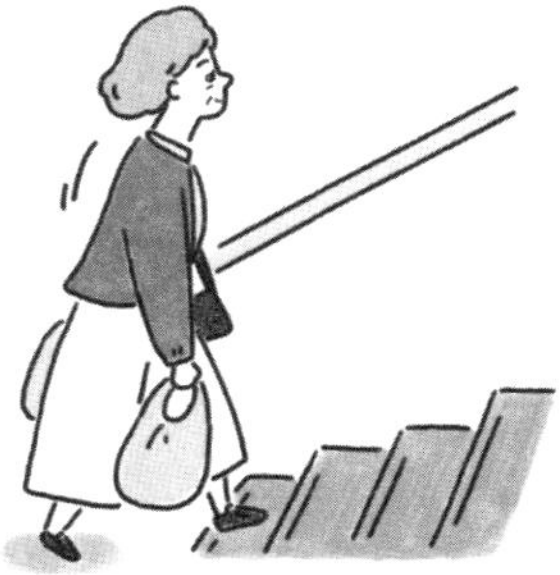

階段を使う

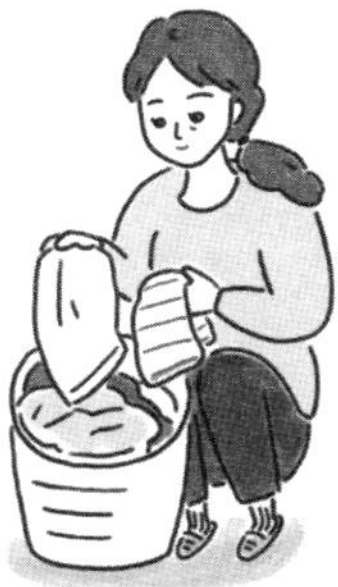

立ったり座ったりする

● トイレ・お風呂での動きに注意

立ち上がるときには
ゆっくりと

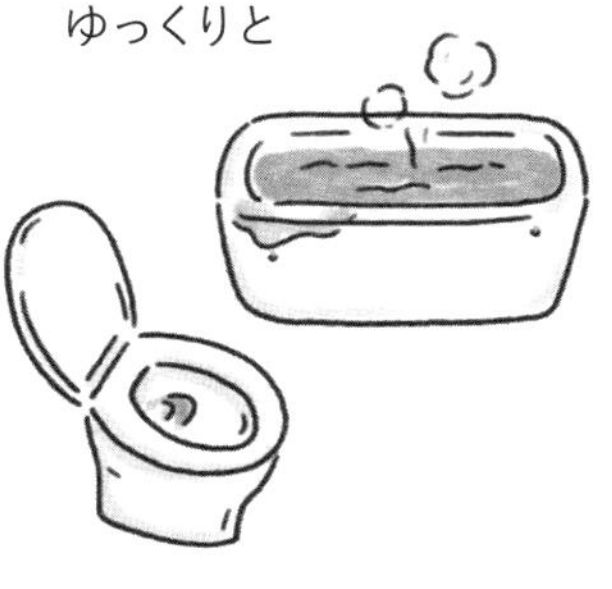

● 歯の健康を保つ

几帳面な生活習慣が
プラス

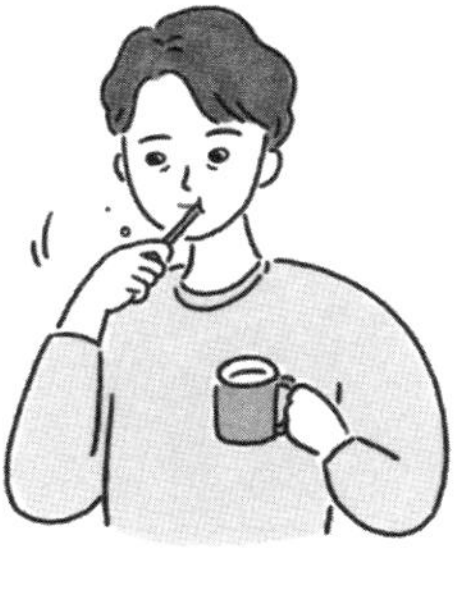

心臓・血管にいい運動法

手軽で長く続けられるのは「歩くこと」

心臓には、何か大変な事態が起こったとき持ちこたえるための力である、予備能が備わっています。

しかし、ほうっておくとこの予備能は徐々に低下していきます。そのため、手足の筋肉と同じで、使う習慣をつけることが大切です。

血管は、その中を走る血液の流れが速くなったり、遅くなったりすることで、しなやかさが保ちやすくなることが知られています。血液の流れに変化があることが、しなやかさを保つ秘訣なのです。肌のしなやかさを保つ努力に似ているといっていいでしょう。

かといって、過度な刺激になってしまうと、心臓や血管をかえって傷めてしまうことになりかねません。

適度に、ゆるやかに心臓や血管に緊張を与えるものとして最も適しているのが、**有酸素運動**です。

この有酸素運動の効果は絶大で、心血管系に対しては、副交感神経を刺激して「血圧を下げる」「安静時心拍数を下げる」「血中の中性脂肪を減少させる」などの効果があります。さらには血糖値の低下や体重の減量も期待でき、何より無酸素運動より苦しくないので、長く続けられるという利点があります。

ジョギングやエアロビクスやスクワットも有酸素運動ですが、運動習慣がない人がいきなり挑戦するのは身体への負担が大きいので、まずは軽度で、すぐできる**「早歩き」**から始めましょう。週に2～3回、1回30分を「走る」のは無理でも30分「早めに歩く」ことはできそうですね。

早歩きの目安としては、**少し息が上がってじんわり汗をかくくらい、しゃべったり鼻歌が歌えるくらい**を目指しましょう。

最初から30分ずっと早歩きは難しいかもしれないので、普通の速度で3分、早歩きで3分を10回くらい繰り返すイメージでやってみましょう。安全に乗れる環境と体力があれば、**自転車**もより遠くに行けるので新たな発見もあって楽しいかもしれません。

ほかには歩行を伴うようなスポーツ、例えば**ボーリング、ゴルフ、水中ウォーキング**などで好きなものがあれば何でもやってみてください。**ヨガ**なども心身をリラックスさせる効果があるのでいいでしょう（ポーズによっては転倒などに注意が必要です）。

逆に「うんっ」と息を止めないと力が入らないような運動、例えば筋トレやダッシュのような動きは、運動に伴って血圧が上昇し、心臓や血管に負担がかかるので避けておいたほうがいいでしょう。

長く歩いたり、スポーツをしたりするのが難しい方には、最近は**筋肉を鍛える器機**も出ていておすすめです（「シックスパッド フットフィット」MTGなど）。これは器械に足を乗せておくと電気刺激により、ふくらはぎやすね、足裏の筋肉が鍛えられるという便利なものです。

ただし、この器械で運動以上の効果を得られるわけではないため、まずは運動することが一番です。

早足で30分は歩けないけれど、この器械を20分使って10分は歩く、というように組み合わせて使っていると、だんだん長く歩ける筋肉がついてきます。私の患者さんの間でも評判がよく、この方法で歩くのが苦にならなくなったという方がいました。

年齢とともに筋力は落ちていきます。筋力の維持ができていない限り、運動はもちろん30分歩くこともままなりません。歩かなければさらに筋力が低下する。この悪循環に入ると体力は急降下していきます。

「老いは脚から」の言葉のとおり、歩行速度の遅さや低下が、認知症発症リスクと関連するという報告も多数あります[7)-11)]。

心臓・血管のためだけでなく認知症予防のためにも、しっかり歩く力をつけておきましょう。

足裏アーチを保持して運動の習慣を継続しよう

歩くことと密接にかかわる足のことについてもお話をしておきましょう。

人間の足は「土踏まず」の部分がアーチ状になっていて、全身の体重を支えたり、着地の衝撃を受け止めています。

ところが、運動不足や加齢による筋力の低下、肥満などが原因でアーチを支えている足底腱《そくていけん》（筋）膜《まく》が損傷するとアーチ構造がくずれ、足底全体が平らになるいわゆる「扁平足《へんぺいそく》」になります。

この状態になると、足首やひざ、股関節、腰、首などにダイレクトに衝撃が伝わり全身の不調をきたしたり、片足立ちをするとぐらぐらするなど、平衡感覚がとりにくくなります。つまり、健康にとって重要な運動習慣の妨げとなるのです。

女性に多い外反母趾《がいはんぼし》も実は横向きのアーチのくずれによるもので、同様に関節や全身にまで影響を与えることがあります。

このように、足裏は非常に大切な部位ですから、ウォーキングやスポーツを始めるときにはシューフィッターのいる店で、自分の足に適した靴を買うことをおすすめします。

また、足裏アーチを維持して扁平足を予防するために、青竹踏みや足裏のマッサージ、ストレッチ、足裏エクササイズ（足の下にタオルを置き、足の指でタオルをたぐり寄せる運動など）も有効です。

インターネットで検索するといろいろなエクササイズが見つかります。ぜひ、やってみてください。なお、痛みがあるときは自己判断せず、必ず整形外科を受診しましょう。

有酸素運動を始めよう

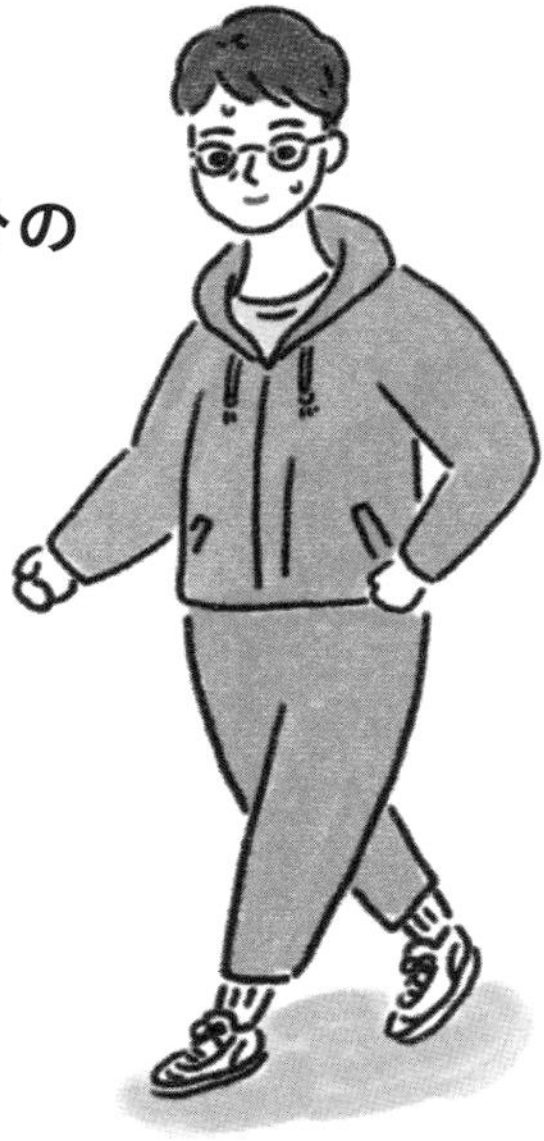

● おすすめは1回30分の早歩き

目安は少し息があがる、
でも話せるくらい

靴選びも重要

最初は早歩き3分+
普通スピード3分を
5回セットでもOK

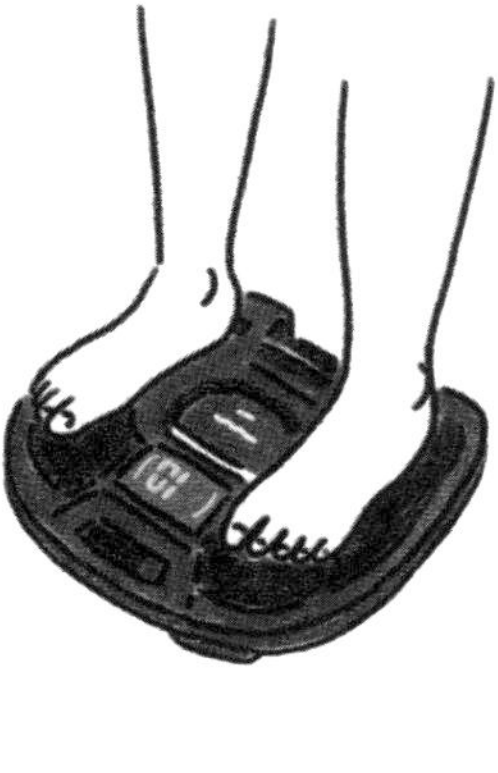

● 筋肉を鍛える器械を利用してもOK

心臓・血管にやさしい食べ物はこれ！

心臓にやさしいのは、やっぱり塩分控えめの食事

心臓に負担をかけたくなければ減塩しましょうと言われるものの、なぜ減塩しなければいけないのでしょうか？　まずそこからお話ししましょう。

私たちが食事からとった塩分は、ナトリウムとして血液の中に入り、心臓のポンプ作用によって腎臓に運ばれ、ろ過されて不要な分が尿として排泄されます。血液中のナトリウムの濃度は、腎臓の機能によって一定の範囲に保たれるしくみなので、塩分をとればとるほど心臓はポンプをせっせと動かし腎臓に血液を届けなければならず、腎臓はたくさんのナトリウムをろ過しなければなりません。

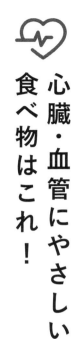

WHO（世界保健機関）は、1日5グラムまでを健康に影響を与えない量として食塩摂取基準を定めています。

日本では、厚生労働省の「日本人の食事摂取基準（2020年版）」で、男性7・5グラム未満、女性6・5グラム未満の塩分をとることが適正とされています（高血圧の方は6グラム未満）[12]。

しかし実際の日本人の食塩平均摂取量は2018年時点で男性11グラム、女性9・3グラムとWHO基準の倍に近い数値となっています。つまり、心臓も腎臓も、身体が無理なく塩分を処理できる倍以上の労働を強いられていたわけです。ですから、「これだけ塩分をとったら、その分心臓と腎臓が余計に働いてくれているんだな」という意識を頭の片隅に置きながら、減塩を心がけてください。

とはいえ、今まで1日10グラム以上もとってきた塩分をいきなり5グラムにしろと言われても、まず無理でしょう。ですから、最初のうちは、食べるときはおいしく食べて、2〜3日の間に調整しながら平均1日10グラム以下になるように帳尻を合わせていく、くらいのゆるい感じで始めてみてください。

人間にとって、塩分は生きるために必要なものなので、塩の入っているものはおいしく、入っていないものはおいしくないと感じるのは当たり前の反応です。

塩分をとるのは仕方がないと割り切って、あとは知識と情報を兼ね備えた「脳の意思」で乗り切るしかありません。「どんなものに何グラムの塩が入っているのか」「塩分をたくさんとったら身体がどうなるのか」を知り、「抑揚をつけながら」減塩を受け入れましょう。

個人差はありますが、**食塩を1グラム減らすと血圧を0・5㎜Hg（健康な人）～1㎜Hg（高血圧の人）下げる効果がある**とされています。

たった1㎜Hgしか変わらないの？　と思うかもしれませんが、5グラム減らすことができれば血圧は5㎜Hg下げられますし、体重を減らすこととの合わせ技でさらに下げることもできるはずです。

成人男性の1日の食事に含まれる塩分量（例）

朝食

食パン1枚…0.7g
バター…0.2g
スクランブルエッグ…1.2g
ベーコン2枚…0.4g
ケチャップ…0.4g
コーンスープ…1.2g

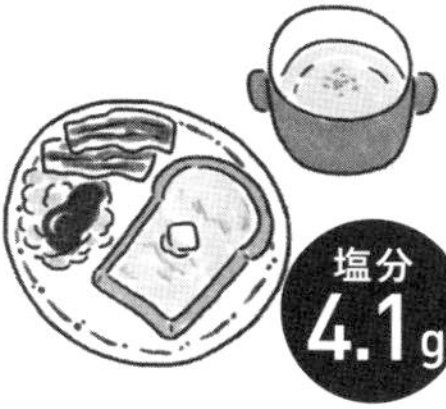

塩分 4.1g

昼食

牛丼…2.7g
味噌汁…1.5g
紅しょうが…0.3g

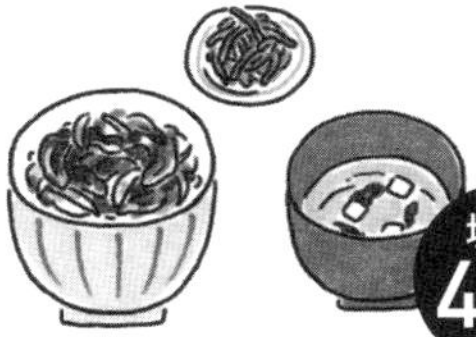

塩分 4.5g

夕食

鯵の塩焼き…2.1g
味噌汁…1.5g
酢の物…0.5g
ぬか漬け…0.7g

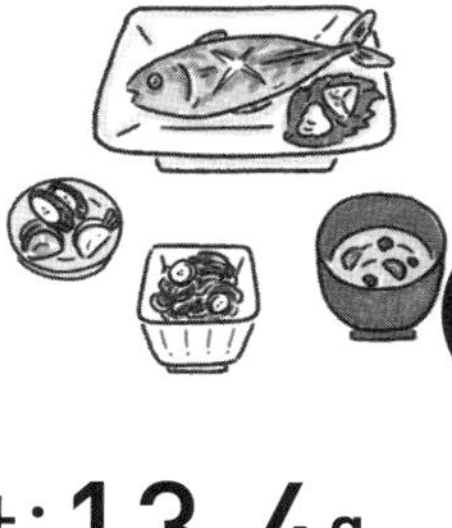

塩分 4.8g

塩分の合計：13.4g

「第4版 塩分早わかり」、女子栄養大学出版部（2019, 東京）
掲載食品の数値をもとに計算

前のページで、成人男性の食事を想定して、1日の塩分量を計算してみました。13・4グラムと、目標の7・5グラムを大きく超えていますね。そこでこの献立の、マイナス5グラムプランは左図の通りです。塩分が多いスープや付け合わせをやめ、汁を残したり、調理に使う調味料を控えたり減塩のものに替えただけですが、しっかり5グラム以上減っています。

減塩のアシスト役、カリウムは生野菜でとるとおトク

腎臓での塩分の再吸収を抑制し、血圧を低下させるという意味で心臓にやさしいのが**カリウム**です。近年では脳卒中予防や骨密度の増加にも役立つことがわかってきました。

カリウムはさまざまな食材に含まれるので不足することはありませんが、実は水溶性のため、煮たりゆでたりすると水に溶け出してしまいます。

したがって、効率のよいとり方は**生野菜や生の果物を食べる**こと。生野菜は一度

減塩すると…

朝食

食パン1枚…0.7g
バター…0.2g
スクランブルエッグ…0g
ベーコン2枚…0.4g
ケチャップ…0.4g

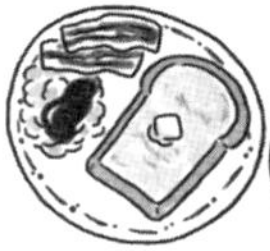

塩分 **1.7g**

減らした塩分　スクランブルエッグ…-1.2g　コーンスープ…-1.2g

昼食

牛丼…2.7g
味噌汁…0.75g

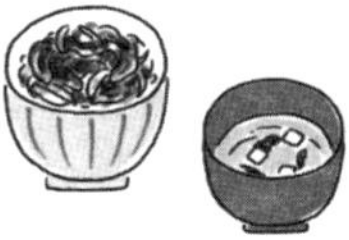

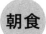

塩分 **3.45g**

減らした塩分　味噌汁…-0.75g　紅しょうが…- 0.3g

夕食

鯵の塩焼き…1.25g
味噌汁…1.0g
酢の物…0.5g

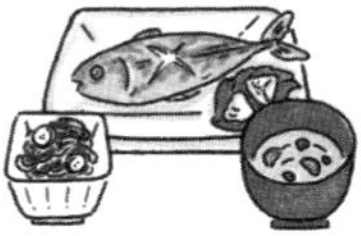

塩分 **2.75g**

減らした塩分　鯵の塩焼き…-0.85g　味噌汁…-0.5g　ぬか漬け…-0.4g

塩分マイナス5.5g ▶▶ 合計：7.9g

ポイント1 朝食のスクランブルエッグに加えたひとつまみの塩をやめ、バター、ケチャップ、ベーコンの塩味で食べる（刻んだ生パセリなどを卵に加えて風味アップ）

ポイント2 朝は塩分の多いスープをやめて、フルーツヨーグルトなどをプラスして満足感を保持する

ポイント3 昼食の汁ものは具だけを食べ、付け合わせは食べない。牛丼は丼もののなかでも塩分が多いので、タレのしみたごはんや具を残せばさらに減る

ポイント4 夕食の漬物は控え、鯵のふり塩は減塩のものを使用。減塩調味料で調味すると、塩・しょうゆは約1/2、みそは約1/3の塩分量にすることができる

減塩のポイント

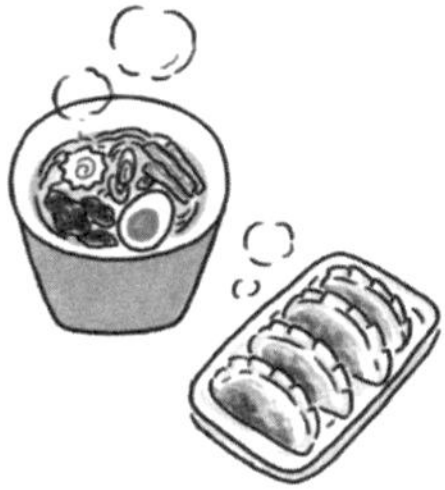

- 食べるときはおいしく食べ、3日くらいで帳尻を合わせる
- 朝・昼・晩で調整しよう
  ▶▶昼が外食なら朝と夜は減塩メニューに
- 外食でも工夫はできる
  - ・麺類＋副菜（ラーメン&餃子・チャーハンなど）の習慣はやめよう
  - ・丼ものや麺類よりも、残す物や量で調整しやすい定食を選ぼう（漬物はガマン）
  - ・醤油や塩など後付けの調味料を減らす
  - ・麺類のスープは飲まない。塩分の多いメンマをもやしに

  醤油ラーメン 7.1g▶▶スープを 1/2 残せば 4.2g
- 味噌汁は具だくさんにして汁を少なめにするとカリウムもとれて満足感アップ（外食の場合は汁を残す）
- 調理のポイント
  - ・一食のなかでも味の濃いものと薄いものに分け、薄いものには減塩調味料やだし汁、スパイス、薬味、酢などを効かせてアクセントに
    ▶▶減塩している負担感が減る
  - ・減塩調味料を使用する
    ▶▶通常の調味料の量を減らすよりも物足りなさを感じにくい
  - ・調味料を置き換えるのもあり
    ▶▶塩分の多さは、マヨネーズ<トマトケチャップ<醤油<塩
    （ただし、カロリー控えめの調味料は塩分量が多めなので注意）

にそんなにたくさん食べられないので、朝、昼、晩、の毎食少しずつでも取り入れるよう意識してみてください。生ジュースにして飲むのもいい方法です。

また、みそ汁やスープの塩分が気になる場合は、カリウムを多く含む野菜などを具としてたっぷり入れるといいでしょう。

カリウムはほうれん草などの野菜類、バナナ、メロン、アボカドなどの果実類、さつまいもなどのいも類、大豆や小豆などの豆類に多く、魚や肉からもとれます。

私のおすすめはアボカドです。バナナの2倍のカリウムが含まれており、ビタミンやミネラルも豊富です。脂質が気になるかもしれませんが、実はアボカドの脂質はオリーブオイルと同じコレステロールを減らす「オレイン酸」です。サラダに入れたりジュースにして積極的にとりたい食材の一つです。

腎臓の悪い方はカリウムの排泄がうまくできず過剰になるおそれもあるので、医師の指示に従ってください。また、糖尿病の方は果物をとりすぎないように注意しましょう。

注目のプロバイオティクスで、腸から健康に

プロバイオティクス（Probiotics）という言葉を聞いたことがあるでしょうか。FAO（国際連合食糧農業機関）／WHO（世界保健機関）によると「十分量を摂取したときに宿主に有益な効果を与える生きた微生物」と定義されていて、**乳酸菌やビフィズス菌**がその代表です。

最近では、ヨーグルトでも腸内環境を改善するだけでなく、「内臓脂肪を溜まりにくくする」「免疫系を回復させる」などと謳《うた》う商品がたくさん出てきています。

乳酸菌の食品への利用は長い歴史がありますし、栄養素を吸収してくれる腸内の環境を整えるのは大切なことです。お気に入りのものが見つかれば、健康習慣として続けてみるのもいいでしょう。

科学的根拠のある心血管系によい脂は「魚油」と「オリーブオイル」

心血管系にいいサプリメントはないかとよく聞かれるのですが、唯一科学的根拠があるのはEPA（エイコサペンタエン酸またはイコサペント酸）とDHA（ドコサヘキサエン酸）という成分です。

これらはイワシ、サバ、アジなどの青魚に含まれるオメガ3系の不飽和脂肪酸の一つで、血液中の中性脂肪を減らして動脈硬化を予防し、血管をしなやかにすることから、医療用医薬品にも採用されています。もちろん、新鮮な魚からもとることができるので、青魚は積極的に食べるといいでしょう。

オリーブオイルには前述のようにオレイン酸というオメガ9系の不飽和脂肪酸が含まれていて、「悪玉コレステロールを減らし、善玉コレステロールは減少させせない」働きがあることが証明されています。２００４年には、米国食品医薬品局（ＦＤＡ）がオリーブオイルには心筋梗塞や狭心症などの虚血性心疾患を予防する一定の効果があることを認めています。

ほかにもオリーブオイルには抗酸化作用を持つポリフェノールやトコフェロール（ビタミンＥ）が含まれています。

オリーブオイルを多用した地中海料理を食べていたギリシャのクレタ島の島民は平均寿命が長く、心血管死亡率が世界一低かったことから、地中海食は長生きの食事ともいわれているそうです。

心臓・血管にやさしい食べ物

● **カリウム**

▶▶血圧を低下させる。
生でとること!

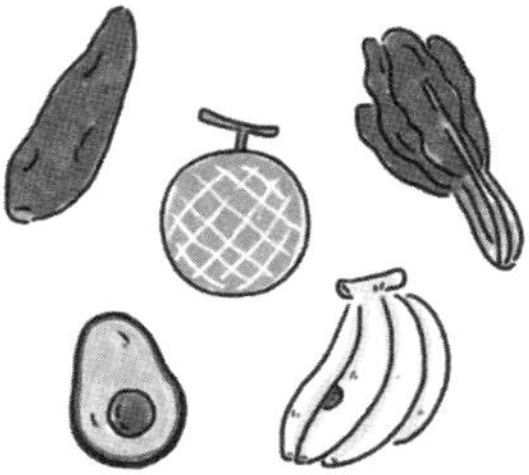

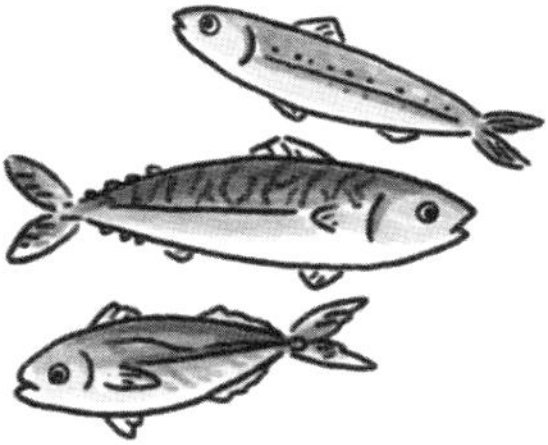

● **EPA、DHA**

イワシ サバ、アジ

▶▶動脈硬化を予防し、
血管をしなやかに

● **オリーブオイル**

▶▶心筋梗塞、狭心症等に効果

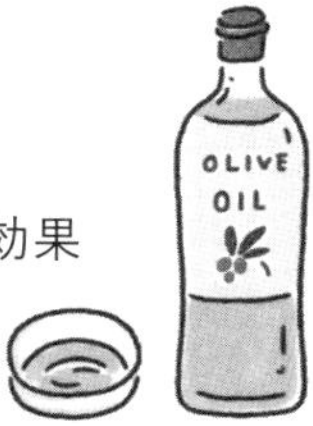

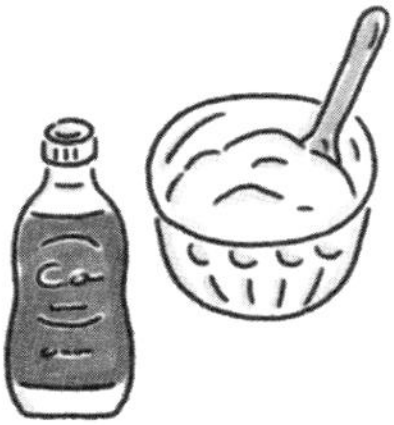

● **乳酸菌、ビフィズス菌**

▶▶腸内環境を整え、
免疫系が回復するものも

お酒は飲む量と速度次第で薬にも毒にもなる

適量をゆっくり楽しみましょう

お酒は適度であれば心臓や血管にやさしいことがわかっています。リラックス効果はもちろん、血管を拡張させて血圧を低下させ、心臓の負担を減らします。また、善玉コレステロールを増加させる作用もあり、動脈硬化の予防に働くとされています。

ただし、**飲む量と速度が重要**です。

厚生労働省は、1日当たりの純アルコール摂取量が男性で40グラム以上、女性で20グラム以上になると生活習慣病のリスクが高まることから、適正な飲酒量を、純アルコールで**20グラム**としています（女性はアルコール分解速度が遅いため、この

1/2〜2/3程度が目安)。純アルコール20グラムは、**ビールのロング缶1本、日本酒1合、ワイン2杯弱**に相当するため、これ以下の量を**ゆっくりと、週に5日を限度に飲む**、というのが、心臓や血管にやさしい飲み方といえます。

正直、「こんな飲み方じゃあ逆にストレスになるよ!」というお酒が好きな方の声もあります。そういう方には、今体調が悪くなければいろいろな量を試してみて、「この量なら不整脈が起きなさそうだ」というラインを探ってもらい、それを超えないように気をつけて飲むように伝えています。特に、心房細動の方の中には、アルコールと心房細動の関係を身をもって実感されている方がいます。体験談を聞くと、お酒の種類によってもそのラインが異なるそうです。

ただ、知っておいていただきたいのは、飲酒の影響は「飲んだその日」だけの問題ではないということです。

アルコールを飲むと血管が拡張し血圧が下がります。この血圧低下に対して、血圧を維持しようと交感神経系が働き、心拍数は増加します。

普通の速度で飲んでいるうちはずっと血圧がゆるやかに下がったまま、いい気分で長時間飲み続けられるのですが、その間も心拍数は高いままなのです。これはどう考えても心臓にやさしくありません。

さらに怖いのは翌日です。翌朝は前日の飲酒の反動で軽く10㎜Hgは血圧が上がります。そして夜にはまた血圧が下がるのですが、ここでもまた飲むとさらに下がり、その翌朝はまたドーンと上がる。

これを繰り返しているうちに、ベースラインの血圧はどんどん上がっていき、高血圧が持続することになります。

また、お酒が進むとおつまみが食べたくなってしまいますが、飲酒時においしく感じるおつまみは「塩と脂肪の塊！」のようなものが多いので、少し冷静になって

純アルコール 20g
相当のアルコール飲料

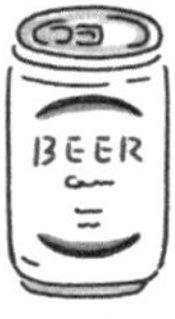

ビール（5%）
ロング缶1本
（500ml）

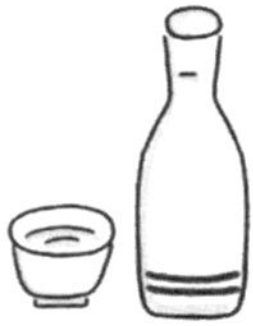

日本酒
1合
（180ml）

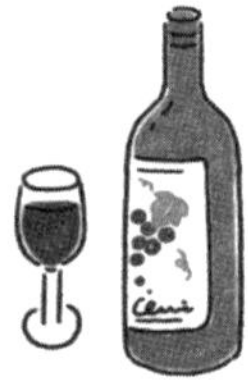

ワイン
グラス2杯弱
（200ml）

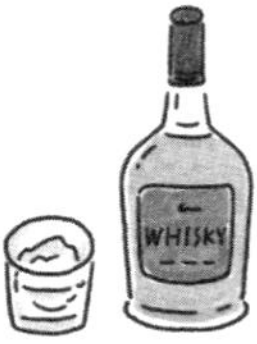

ウィスキー
ダブル1杯
（60ml）

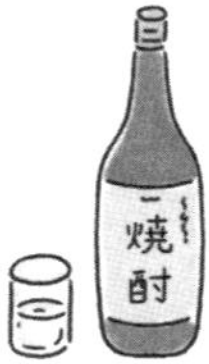

焼酎（25%）
グラス1/2杯
（100ml）

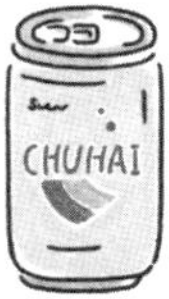

チューハイ（7%）
缶1本
（350ml）

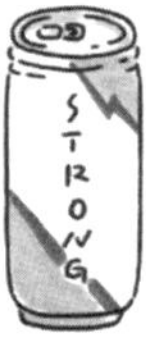

ストロング系
チューハイ（9%）

350ml缶=25.2g
500ml缶=36g
350ml缶2本で生活習慣病の
リスクが高まる純アルコール
40gを超えてしまう

純アルコール量＝お酒の量（mL）×アルコール度数／100×0.8（アルコールの比重）

タンパク質を多く含む肉や魚、大豆製品（冷ややっこなど）や、カリウムや食物繊維が豊富な野菜・果物などをバランスよくとるようにしましょう。

お酒の種類や組み合わせによる「いい」「悪い」はありません。結局のところ飲みすぎることが問題なのです。カロリーの点からいうと焼酎が一番低いのですが、焼酎はアルコール度数が高いので、水やお湯で割ってゆっくり飲みましょう。

ワインや日本酒は原液で飲む分、量が多くなりがちなので、時々ソフトドリンクやチェイサーをはさみながら飲むのがよいでしょう。

心臓・血管にやさしい眠り方とは

睡眠時間を気にしすぎない

本来睡眠中は副交感神経が優位になり血圧は下がるものなのですが、睡眠時間が短かったりぐっすり眠れなかったりすると、起きているときと同じように血圧や心拍が上がってしまいます。本来は毎日ぐっすり寝て、朝は爽快に起きられるのが一番いいのですが、なかなかそうはいかない日もあるでしょう。

私の外来でも、特に高齢の方から「どうも昔のように眠れない、睡眠不足なんじゃないか」と相談されることがあります。よく聞いてみると夜は10時に寝て、途中でトイレに起きて、また寝ようとするけれど、うつらうつらしているうちに4時くらいになってしまう、というようなパターンです。

睡眠の満足度は時間と質で決まりますが、より長く眠ることが重要かというとそういうわけでもありません。

実は、年齢とともに必要な睡眠時間は変化するのです。さらに、時間だけでなく、質も変化して、高齢になるほど眠りが浅くなり、中途覚醒や早朝覚醒も増加してきます。

20歳の頃と比べて眠れないのは当たり前、焦ることはないのです。

もし、あなたが早朝に起きてしまうのならば、夜、やることがないから寝るのではなく、**何かやることをつくって眠くなるまで起きていること**をおすすめします。

また、早朝に目が覚めてしまったら、もう一度寝てやろうと布団にしがみついているよりもいっそのこと起きてしまって、**朝の時間を有効活用**したほうが気分もいいでしょう。

睡眠時間の変化

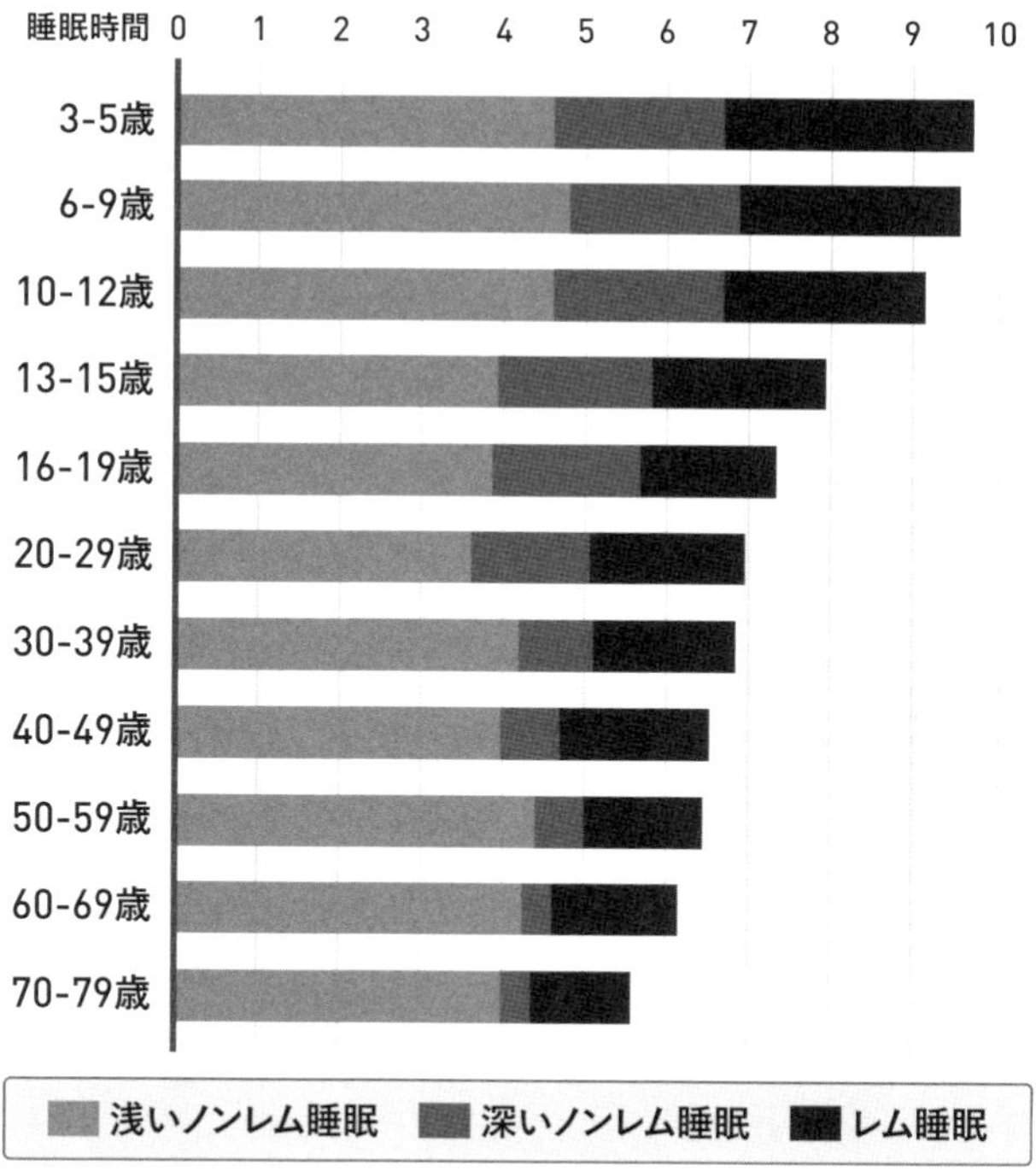

厚生労働省, 生活習慣病予防のための健康情報サイト「e-ヘルスネット」
高齢者の睡眠より

年齢によって必要な睡眠時間は変化する
無理に寝ようとしないで
時間を有効活用しよう

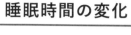

昼寝が可能な方は、30分程度の昼寝も睡眠不足感の解消に有効です。ちょうど11時から14時くらいの時間帯は朝から徐々に上がってきた血圧がピークを迎える頃ですから、15時くらいまでの間に30分程度の短い昼寝をして血圧を下げるのは一石二鳥です。

実際、高齢者に30分の昼寝をとってもらうと、午後の眠気が改善して覚醒度や作業効率も上昇し、さらに毎日30分の昼寝を習慣づけることで夜間睡眠も良好になったという報告もあります[14)-15)]。

心臓に負担をかけず、血管をしなやかにする入浴のコツ

お湯の温度は41℃まで

心臓・血管にやさしい入浴法というものはあるのでしょうか。

お湯の温度によって身体に及ぼす作用は異なります。高温浴（42～44℃）では交感神経が刺激されるため興奮状態となり新陳代謝が高まります。

一方、微温浴（35～38℃）はゆっくりお湯につかることで副交感神経が刺激され、リラックス効果を得ることができます。

多くの方が好む38～41℃のお湯もリラックス効果があるので、心臓にやさしいという点では**41℃までのお湯に20～30分入る**のがいいでしょう。

立ち上がるときはゆっくりと！

湯船につかると水圧がかかり、横隔膜が押し上げられて、肺の容量が少なくなります。そのため心不全の方などには半身浴を、と指導するのですが、そうでない方は全身浴で肩までよく温まってもらってかまいません。

ただ、気をつけていただきたいのはお風呂から上がるときです。それまで水圧で抑えられていた静脈やリンパ管の流れが開放されて一気に血液が手足の末端に流れるため、脳貧血や失神を起こすことがあります。

特に加齢により血管の収縮力が衰えている中高年や高齢者は**ゆっくり立ち上がり、湯船から出る際にも転倒などに注意**しましょう。

ヒートショックを防いで安全に

暖かい部屋から寒い脱衣所へ移動するとき、寒い脱衣所から暖かい浴室へ移動するとき、お湯につかったとき・上がるとき、浴室から脱衣所へ移動するとき、室温の変化を反映して血圧は何度も上がったり下がったりしています。

この室温と血圧の急激な変化による健康被害を「ヒートショック」といい、冬場の突然死の大きな原因となっています。これには二通りの起き方があり、一つはもともと血圧が高かったり、動脈硬化や狭心症のある人が急激な血圧上昇で心筋梗塞や脳卒中を起こすもの、もう一つはお湯につかったときの血圧低下で意識を失い溺死するというものです。

ヒートショックを防ぐポイントは、**脱衣所と浴室の温度差を少なくする**こと、とよくいわれますが、具体的には何度くらいにすればいいでしょうか。

40～41℃のお湯を張っておくと浴室は25℃程度。であれば脱衣所の温度は20℃以上にしておけばそれほどの温度差は感じないはずです。

脱衣所をそこまで暖かくするのが難しいという場合は、可能であれば**一番温度差**

の少ない昼間に入浴するなど、入浴時間を変えてみましょう。
その場合、空腹時、食事の直後、運動後は避けたほうが心臓に負担をかけずに済みます。

入浴は血管を鍛えるトレーニングにもなる

日常生活の中では、血圧を変動させる行動や出来事がたくさんあるわけですが、身体に何らかの大変な事態が起きたとき、心臓と血管に耐えられる力があるかないかは日頃の鍛錬によるところが大きいものです。

そういう意味では、家や温泉でお湯につかって血管の拡張・収縮を繰り返し、血管のしなやかさをキープする、あるいは回復させるということは、健康に生活していくうえでもいいことでしょう。

心臓・血管にやさしい入浴のポイント

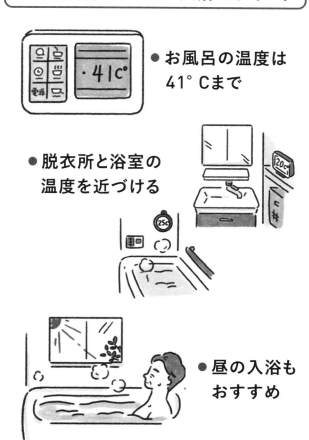

● お風呂の温度は
41° Cまで

● 脱衣所と浴室の
温度を近づける

● 昼の入浴も
おすすめ

自分・家族が倒れた！ 緊急時に必ずやるべきこと

自己判断は禁物！ とにかく119番を！

最後に緊急時についてお話をしておきましょう。心臓・血管の不調で倒れたときの対処法です。

自分が倒れたときは、とにかく人を呼んでください。**冷や汗が出るほどの動悸があったり、苦しくて動けない、意識が遠のいてきた、ろれつが回らない、手足がしびれてきた**、というときに「治まるかもしれないからもう少し様子をみよう」とか「そのうち治まるだろう」などと絶対に考えてはいけません。**とにかく人を呼んで119番**してもらってください。ご家族が倒れたときも同様、かかっている病院の医師や遠く離れた息子や娘に電話したりする前に、とにかく119番です。

そして、家にいて倒れたときは家の固定電話で、外出先ならば近くの公衆電話や商店などで電話を借りてかけるのが一番早く救急車が到着します。

固定電話で通報すると、基本的に電話がある地域を管轄する消防本部の通信指令室に直接つながるからです。

携帯電話で通報する場合は、自分がいるところの住所などをしっかり把握して通報してください。もし、住所がわからなければ、近くにいる人に聞くか、電柱の住所表示を見てください。

家族も自分も受けておきたい心肺蘇生法講習

心臓と呼吸が止まってしまうと、時間の経過とともに救命できる可能性はどんどん下がってしまいます（183ページ参照）。

また、救急車が来るまでの間、心臓マッサージをしたときとしていないときとでは、生存率も大きく異なります。

倒れた人が息をしていなかったら心臓が止まっていると考えて、すぐに心臓マッサージを開始しましょう。心肺蘇生法の講習を受け、できればその後も何回か復習して反射的に身体が動くくらいまでになっておくのが理想的です。

現在の心肺蘇生はマウストゥマウスの人工呼吸は必須ではなく、心臓マッサージ（胸骨圧迫）とＡＥＤ（自動体外式除細動器）が基本です。

さまざまな団体や企業、学会、地方自治体でＡＥＤと胸骨圧迫を用いた心肺蘇生法の講習会が実施されています。また、ＤＶＤやトレーニングボックス、携帯サイトで学べるツールも多数あるので、ぜひ活用してみてください。

心臓・呼吸停止からの時間経過と救命率

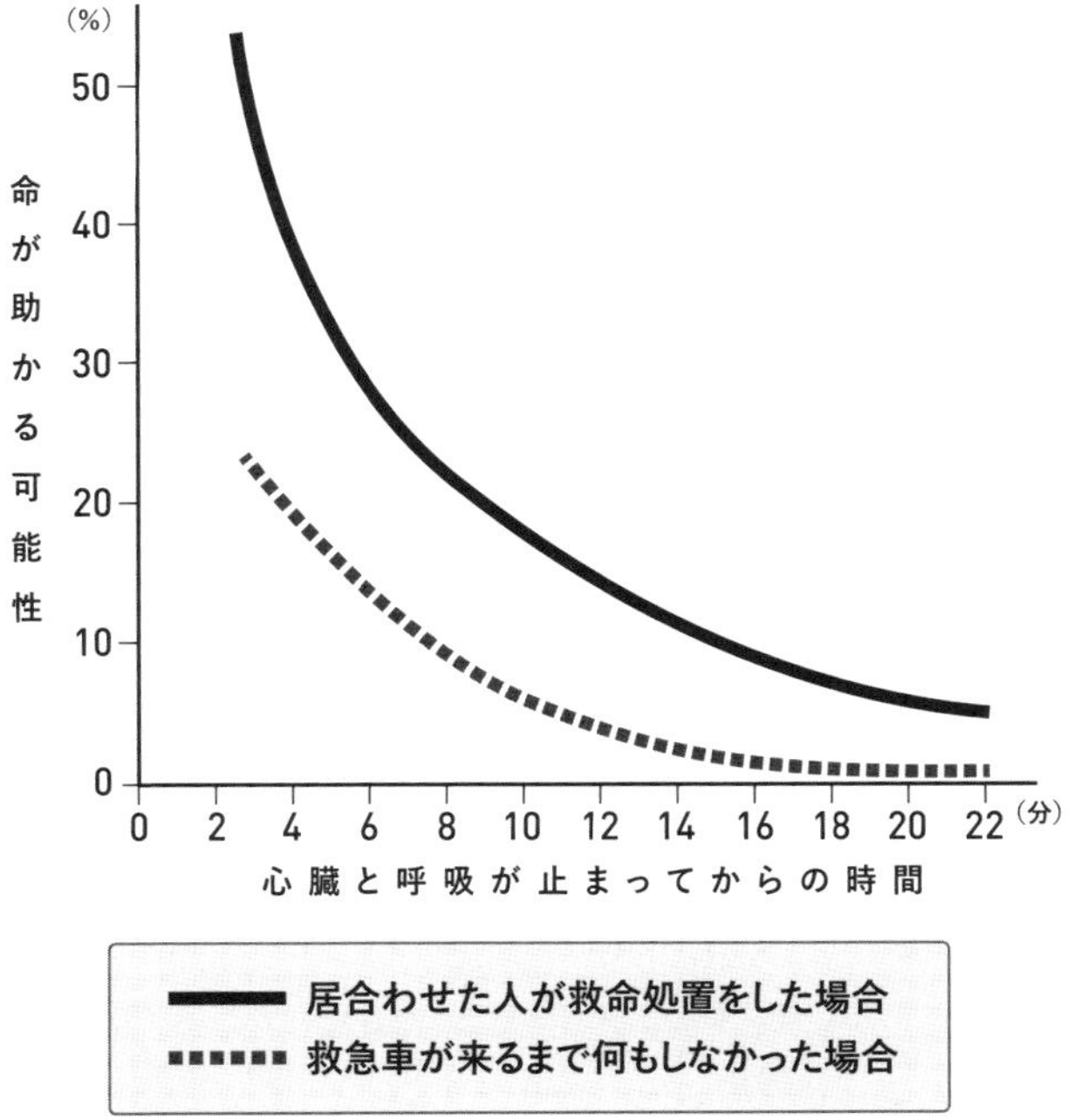

〔Holmberg M. Resuscitation 2000:47(1):59−70. より改変〕

- 時間の経過とともに救命率は低下する
- いち早い救命処置で、命を救える確率が高くなる

AEDを用いた救命処置の流れ

1. 119番通報とAED要請

倒れるのを目撃したり、倒れている人を発見したら、
反応を確認し、119番通報しAEDを要請。

2. 胸をPUSH(胸骨圧迫)

普段通りの呼吸がない場合は心停止。
胸骨圧迫(心臓マッサージ)をただちに開始。
胸骨圧迫は、止まった心臓の代わりに脳と心臓に
血液を送る唯一の方法。「強く、速く、絶え間なく」。
判断に迷ったときも、胸骨圧迫を実施する。

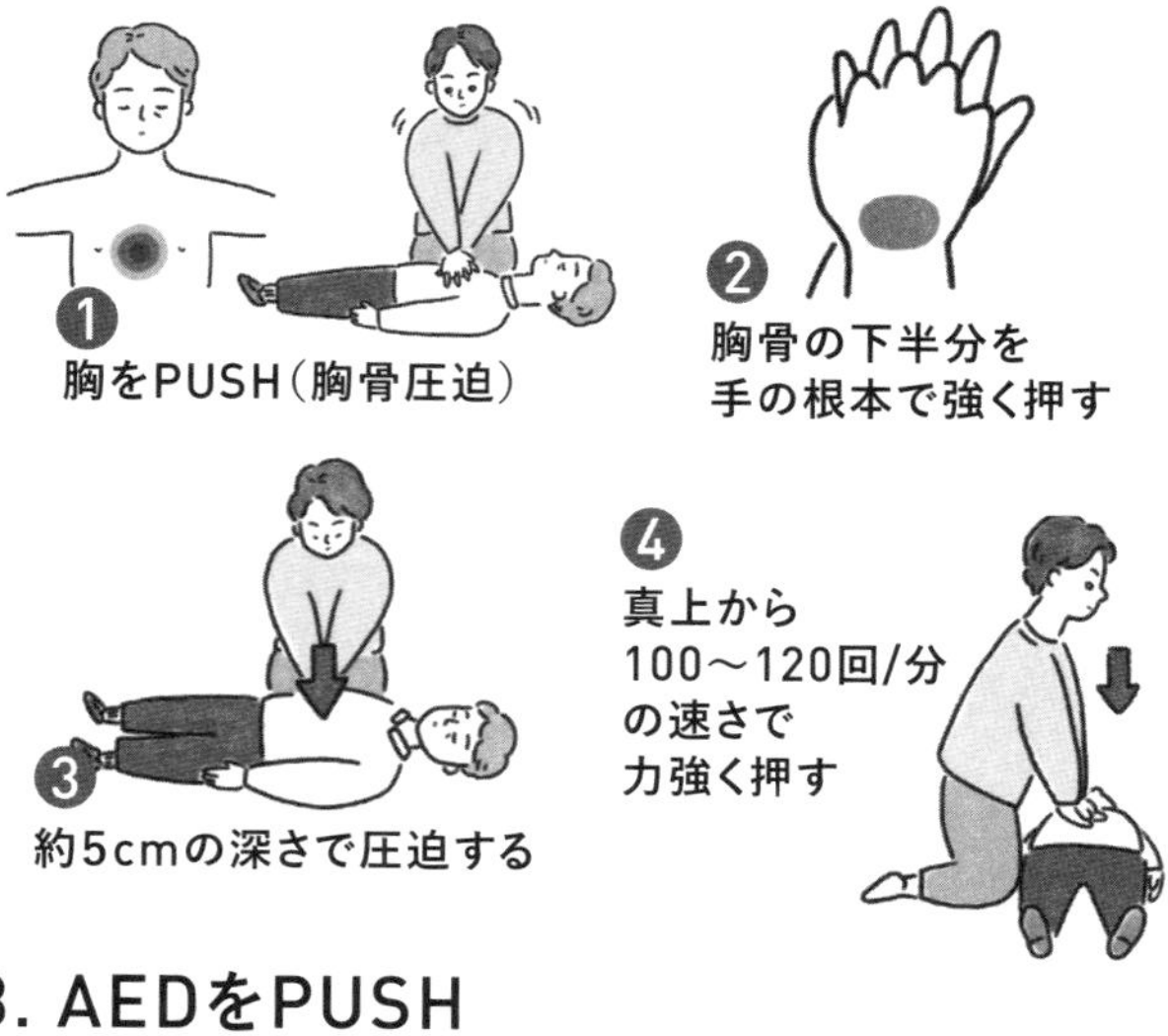

1

2
胸骨の下半分を
手の根本で強く押す
3
約5cmの深さで圧迫する
4
真上から
100〜120回/分
の速さで
力強く押す

3. AEDをPUSH

AEDが到着したら電源を入れ、あとはAEDの指示に従い、
安全を確認して電気ショックボタンを押す。

日本AED財団 Web サイト「AEDの知識」より 改変

おわりに

この本を最後まで読んでいただき、ありがとうございます。本書のなかに、少しでも、明日からの生活の知恵が見つかり、不安が和らいだり、あるいは病院を受診しようというきっかけになるものがあればと願っています。

最後にお伝えしたいこと、それはもしおられるのなら……の話になりますが、ご両親にかかわる話です。お年をめされれば、すべての不整脈の頻度が増加することが知られています。

しかし、お年寄りという言葉に、「ドキドキ」や「動悸」のイメージはきっと湧かないことでしょう。それは当然です。歳をとればとるほど、自然に不整脈の症状が軽くなる、もしくはなくなってしまう傾向があるからです。

つまり、今のあなたが感じている「ドキドキ」や「動悸」は、歳をとってしまうと、たとえ身体が同じような状況になったとしても感じにくくなってしまうのです。まったく心配のない不整脈なら、むしろ感じにくくなることはいいことのように思えますが、これは健康な生活ができていないことに気づきにくくなってしまうことでもあります。治療が必要な不整脈なら、感じにくくなることによって病院を受診する機会を失ってしまうことになりかねません。往々にして、不整脈は高齢者ほど発見の機会が遅れ、治療も遅れてしまう傾向にあります。そのようなことをたびたび経験しているので、ご両親には**定期的な血圧、脈拍測定をおすすめし、健康診断は必ず受診するよう**に動機づけていただきたいと思います。

日本は世界トップの超高齢化社会に突入しています。超高齢化社会で今後ますます注目されるのは、不整脈のなかでも「心房細動」という不整脈です。日本には100万人以上の患者さんがおり、増加していくことが予測されています。

本文で述べたように、この不整脈はすぐ死に直結するようなものではありませんが、放置すれば脳梗塞や心不全の原因になることが知られています。若い方では症状のある方が多く、早めに病院を受診されます。

一方、高齢になればなるほど、心房細動による症状がない方が増加し、放置されることが増えてきます。現在、患者さんの約半数が80歳以上なのですが、近い将来80歳以上の心房細動の患者さんがさらに増加することが予測されています。症状のない高齢の心房細動、これは息子さん、娘さんのサポートがなければ、ますます見逃されやすいと感じています。

「ドキドキ」や「動悸」はもちろんないに越したことはありません。

しかし、一度それを感じてしまったら、その症状を知らない健康的な人々を見て「いいな」「自分も昔はこうだったのに」と考えてしまいがちです。このように書いている自分がそうでした。

とはいえ、そのように考えるのではなく、この症状を前向きにとらえ、治療が必要なものかどうかをできるだけ早く見極めてもらったうえで、必要なら積極的に治療を受け、心配のないものなら自分の今後の健康的な生活に活かす――そんなきっかけの一つになれば、著者としてのこの上ない幸せです。

循環器専門医
心臓血管研究所・所長
山下 武志

【出典】

1） Am Heart J. 2014; 167 (6) :810-817.
2） Zhonghua Xin Xue Guan Bing Za Zhi. 2019; 47 (8) : 595-601.
3 JACC Clin Electrophysiol. 2015; 1 (3) : 139-152.
4） J Am Coll Cardiol. 2014; 64 (21) : 2222-2231.
5） Circ Cardiovasc Qual Outcomes. 2010; 3 (5) : 546-557.
6） Eur J Prev Cardiol. 2020; 27 (17) : 1835-1845.
7） Int J Geriatr Psychiatry. 2020; 35 (8) : 897-906.
8） J Am Geriatr Soc. 2018; 66 (9) :1670-1675.
9） Arch Neurol. 2009; 66 (11) :1339-1344.
10） Neuroepidemiology. 2007; 29 (1-2) : 66-73.
11） Arch Neurol. 2006; 63 (12) : 1763-1769.
12） 日本高血圧学会. 高血圧治療ガイドライン (JSH2019) .
13） 厚生労働省. 平成30年 国民健康・栄養調査.
14） Sleep Res Online. 2000; 3 (3) : 131-139.
15） 臨床脳波 1999; 41 (11) : 708-712.

著者紹介

山下武志（やました・たけし）

日本循環器学会認定循環器専門医。心臓血管研究所・所長。

1986年東京大学医学部卒業。内科研修、東京大学医学部附属病院第二内科助手から、2000年（財）心臓血管研究所付属病院に異動、2011年（財）心臓血管研究所・所長ならびに付属病院院長を経て、2014年より（公財）心臓血管研究所・所長。約30年間にわたり、不整脈の診療、不整脈の成り立ちに関する基礎的な研究、不整脈に関する日本全国規模の大規模臨床研究や疫学研究に従事。日本心臓病学会特別正会員、日本内科学会認定内科医・指導医、日本不整脈心電学会理事。『世界一受けたい授業』（日本テレビ）、『ここが聞きたい！名医にQ』『きょうの健康』（以上、NHK）などTV出演多数。

不整脈診療の向上には、医師だけでなく、患者や患者家族の知識が欠かせないとの思いから、医師向けテキストをはじめ、『心房細動に悩むあなたへ 改訂版（NHK出版 病気がわかる本）』（NHK出版）、『心臓・血管の病気にならない本』（KKベストセラーズ）などの書籍を多数執筆。

専門医《せんもんい》が教《おし》える
動悸《どうき》・息切《いきぎ》れ・胸《むね》の痛《いた》みが気《き》になったら最初《さいしょ》に読《よ》む本《ほん》 〈検印省略〉

2021年 2月 16日 第 1 刷発行
2021年 8月 12日 第 3 刷発行

著　者――山下 武志（やました・たけし）
発行者――佐藤 和夫

発行所――株式会社あさ出版
〒171-0022 東京都豊島区南池袋 2-9-9 第一池袋ホワイトビル 6F
電　話 03（3983）3225（販売）
　　　 03（3983）3227（編集）
F A X 03（3983）3226
U R L http://www.asa21.com/
E-mail info@asa21.com

印刷・製本 神谷印刷（株）

note http://note.com/asapublishing/
facebook http://www.facebook.com/asapublishing
twitter http://twitter.com/asapublishing

ISBN978-4-86667-254-0 C2077

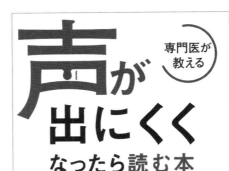